개업의를 위한 Manual Therapy 200가지

임상 도수치료 200

2005

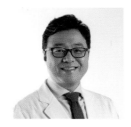

대표저자 : **고도일**

- 연세대학교 의과대학 졸업, 고려대학교 의학박사
- 신경외과 전문의
- 서울 아산병원 신경외과 수련
- 호주 국립 멜버른대학교 카이로프랙틱학과 졸업

(前) 청와대 물리치료실장, 연세대학교 의과대학 신경외과 연구강사, 강남세브란스병원 척추센터 척추전임의
대한복원의학회 교수, 대한신경외과학회 홍보위원 · 총무위원 · 학술위원, 의사신문 편집인

(現) 고도일병원 병원장, 연세대학교 · 고려대학교 · 인제대학교 · 울산대학교 의대 외래교수
대한신경외과의사회 재무이사, 대한신경외과학회 홍보이사, 대한신경통증학회 기획이사, 대한테이핑학회 회장
일본 키네시오 테이핑 국제강사 및 명예회장, 대한 스포츠의학 전문의
호주 카이로프랙틱 전문의

저서
알기쉬운 키네시오 테이핑요법, 질환별 키네시오 테이핑요법, 테이핑 & 근이완 자극요법, 임상도수치료 200
허리병 수술 없이 잡는다, 디스크 수술 없이 잡는다

역서
쉽게 배우는 신경학적 검진, 맥켄지 통증치료법

공역서
그림으로 배우는 통증치료 주사요법, 쉽게 배우는 척추주사요법, 척추 통증의 진단과 치료적 주사법
척추 통증 증후군의 경막외 내시경 진단과 치료, 쉽게 배우는 척추도수치료, 요통과 척추도수치료, 근육평가를 통한
자세교정 및 통증치료, 척추 재활치료, 허리와 골반 통증의 재활

임상도수치료 200

2005년 5월 17일 초판 1쇄 발행 | 2015년 5월 20일 초판 3쇄 발행 / 대표저자 고도일 / 발행자 박흥주 / 발행처 도서출판 푸른솔
편집부 715-2493 / 영업부 704-2571 / 팩스 3273-4649 | 주소 서울시 마포구 도화동 251-1 근신빌딩 별관 302호 / 등록번호 제 1-825
디자인 이산 / 값 85,000원 / ISBN 89-86804-70-0 (93510)

개업의를 위한 Manual Therapy 200가지

임상 도수치료 200

대표저자 **고도일**

공동저자 박경화 송지혜 이승희 송근혜

푸른솔

차례

머리말

이 책은 도수치료에 관심이 있는 의사를 위해 쓴 책이다. 쉽게 배워서 안전하게 환자에게 적용할 수 있는 도수치료책을 찾아보았지만, 우리나라는 물론 외국에도 거의 없는 실정이다.

카이로프랙틱이나 정형의학(orthopedic medicine)에서 도수치료를 다루지만 상대적으로 침습적인 테크닉이 많았다. 이 책 『임상 도수치료 200』에는 저자의 테이핑 요법책과 마찬가지로 가장 안전하고 임상에서 실제로 사용할 수 있는 방법들만을 모았다.

특히, 이번에 스트레칭 - 스프레이 치료(신장 - 분사요법)는 심평원에서 비급여 행위로 인정을 받았기에 도수치료를 전문으로 하는 의사 입장에서는 이와 관련된 책을 출간하는 것이 더욱더 잘된 일이 아닐 수 없다.

신경근치료(NMT)나 근에너지기법(MET), STT, 스트레칭 - 분사치료 등은 도수치료중 효과적이면서도 안전한 치료법들이므로 의료현장에서 이 책을 잘 활용하여 치료에 도움이 되었으면 한다.

이 책이 국내 도수치료학의 기초 자료가 되었으면 하는 바램을 갖고 있으며, 미흡한 점이 많더라도 넓으신 마음으로 이해해 주셨으면 좋겠다. 이 책의 출간에 많은 도움을 준 물리치료실 박경화, 송지혜, 이승희, 송근혜 선생에게 고마움을 표하며, 푸른솔 출판사와 B&D의 이근산 실장에게도 감사의 뜻을 전한다. 그리고 옆에서 묵묵히 후원해준 사랑하는 아내와 두 딸 민정, 민지에게 고마움을 표한다.

2005년 5월

고도일

PART 1

총론

1. 신경근치료(NMT)
2. STT(Soft Tissue Therapy)
3. 스트레칭(Stretching)
4. 근에너지 기법(Muscle Energy Technique)

1

신경근치료(NMT)

신경근치료(NMT : Neuromuscular Techniques) 란?

신경근치료(NMT)란 연부조직에 점진적인 압력을 사용하여 치료하는 촉진 술기로, 인체에 통증이 없는 방법을 통해 근조직의 긴장을 손가락 또는 엄지를 이용해 만지고 느끼면서 연부조직의 변화를 차례차례 찾아내어 치료하는 방법이다.

이 치료법은 조직 긴장, 강도, 섬유조직화, 부종, 병변의 유착 또는 통증에 따라 다루며, 통증이 없으면서 기분 좋은 상태에서 정상으로 회복시켜 치료하는 것이다.

신경근치료(NMT)의 역사

유럽에서 시작된 NMT는 60여년 전 Stanley Lief의 연구에 의해 최초로 알려졌다. Lief는 Rabagliatti의 학문을 공부하면서 근육에 대해 영향을 받았고, Dr. Dewanchand Varma의 학문에서 임상적으로 유용한 여러 치료기법을 찾아내었다. 이러한 개념들과 방법들을 통하여 Lief는 그 자신만의 연부조직 접근법으로 발전시켰다. 그리고 Lief의 친척인 Boris Chaitow는 NMT의 이론을 발전시켰으며, Stanley Lief의 아들 Peter Lief는 신경근병변(neuromuscular lesion)을 설명하였고(1963), 아버지와 함께 그 원인에 대한 설명을 하였다.

임상에서 적용할 수 있는 NMT는 1960년대 후반 미국의 카이로프랙터 Raymond

Nimmo에 의해 한층 더 강화되었으며, 그의 'recepto-tonus'는 유럽과 미국의 NMT 사이에서 널리 알려지게 되었다. Nimmo는 Janet Travell의 이론 '통증유발점 (Trigger point)' 자극요법을 바탕으로 독자적인 개념으로 발전시켰는데, 이것이 'noxious generative points(NGPs)'이다. 근육에 있는 이 NGPs는 Travell이 서술한 비정상적 반사지역과 같은 과민성 지역(hypersensitive areas)으로 보여지는 것으로, 근육을 촉진할 때와 근육을 압박했을 때 통증이 여러 지역으로 퍼지는 특정한 지점을 말한다. 1979년 Nimmo와 함께 'receptor tonus methodology'를 공부한 Paul John 은 neuromuscular therapy(NMT)라 불리는 유사한 치료와 관련된 책을 발표하였으며, 그의 이론은 Nimmo뿐만 아니라 Travell & Simons, Leon Chaitow, Rene Cailliet, John Upledger 등으로부터 영향을 받았다. 이와 같이 NMT의 연구는 많은 이들의 노력과 업적으로 오늘날까지 발전되고 있고, 그 중 Nimmo는 통증유발점 치료의 기본 개념을 전했고, 이것은 Travell과 같은 의학의 선구자들에 의해 보완되어왔다.

많은 현대의 도수치료방법들과의 논란의 여지가 있지만, Nimmo의 치료방법은 많은 치료사에 의해 이어져왔고, 현재도 많은 의사들에 의해 사용되어지고 있다.

이론적 배경

NMT의 주된 치료영역 중 하나인 근막통증유발점(myofascial trigger points)에서 기인된 방사통(radiating pain) 또는 연관통(referred pain)들은 지속적인 통증을 일으키는 주된 원인이다. 이 유발점은 모든 만성 통증 상태를 만들며 주로 문제를 일으킨다. 여기서 방사통과 연관통의 차이점을 보면 신경손상에 의한 방사통은 손상된 척추분절로부터 나온 신경근에 의해 전달된 병변지역에 나타나며 그 지역의 감각, 운동신경손실, 심부건반사의 장애가 수반되어지는 것에 비해, 연관통은 여러 척추 구조물에 주어진 물리적, 화학적인 자극에 의해 발생한다. 근섬유 유발점, 가성반사성증후군 (pseudoradicular syndrome), 압통점(tender points), 척수성반사(spondylogenic reflex)들이 이런 요인이 될 수 있다.

직접적인 자극-과부하가 급성으로 걸릴 때(acute overload), 과로로 인한 피로

(overwork fatigue), 신경근병증(radiculopathy), 심한 외상은 통증유발점과 척수 사이의 전달 경로에 따라 통증유발점의 신경충추에 영향을 미칠 수 있을 뿐만 아니라 통증지역에 관련된 감각들(통증, 이상감각, 증가된 교감신경 활동)이 전달된다. 또한 통증 유발점에서 멀리 떨어진 지역과 다른 기능 부전이 있는 부위로부터의 간접적인 자극(다른 통증유발점, 심장, 담낭 및 기타 내장질환, 관절기능 장애, 정서적인 고통 등)들이 척수에 전달되어 통증유발점에 상호작용을 일으킬 수 있다.

이러한 통증유발점은 어떠한 연부조직에서도 나타나며 국소적으로 촉진되는 곳으로 대개 근육 또는 근막에 분포한다. 골격근에 통증유발점이 있는 경우 국소적인 심부 압통점이 있고 근육의 단단한 띠(taut bands)를 촉진할 수 있으며 최대의 심부 압통지점에서 점프싸인(jump sign)이 나타난다.

통증유발점과 관련된 체성 기능부전의 특징으로는 압통, 조직의 변화, 비대칭성, 기능 가동 범위의 축소가 있다.

통증유발점이 있는 근섬유 지역은 신경근 접합부와 거의 근접해 있고 신경근 종판의 기능부전으로 이어지며, 허혈된 이 지역에서는 산소, 영양분, 에너지의 부족이 초래된다.

치료기술과 효과

NMT기술은 비교적 쉽게 효과적으로 적용할 수 있다. 치료는 단계적으로 이루어져야 하는데, 그 두가지 규칙이 있다. 첫째, 바깥조직은 심부조직보다 먼저 치료해야 하고 둘째, 팔·다리에서 근위부는 원위부보다 먼저 치료해야 한다.

치료기법은 검사로 밝혀진 증상에 따라 근육마다 어떠한 방법이 효과적인가에 따라 달라진다. 그 주된 방법들로는 피부굴리기와 조직 들어올리기 (skin rolling and tissue lifting), 쓸어내기 (effeurage), 엄지를 이용한 활주법 (gliding), 압박법(compression technique), 지속적 압박법(static compression), 도수치료를 병행한 압박법(compression with manipulation), 그리고 마찰법(friction techniques)이 있다. 또한 치료수단은 치료할 부위에 따라 엄지 및 다른 손가락, 압박봉(bevelled-tip pressure bar), 주관절 또는 전완으로 달라져야 한다.

앞에서 언급한 바와 같이 병변의 검사와 치료는 연결되어 이루어지는데, 병변이 있는 곳을 지긋이 압박하면서 통증유발점을 찾아 그 지점을 압박한다. 이 방법으로는 두 가지가 있는데, 이 책에서는 Nimmo의 방법을 중점적으로 사용하기로 한다.

Nimmo의 치료법
① 통증유발점에 국소적인 불편함, 통증 또는 징후가 발생되게 충분한 압박을 가한다.
② 5초간 압박을 유지한다.
③ 2~3초간 압박을 풀어준다.
④ 반복된 압박과 이완을 통증이 감소할 때까지 2분 정도 시행한다.

Travell & Simons 의 치료법
① 통증유발점에 위와 같은 방법으로 압박을 가하기 시작한다.
② 10초 정도 압력을 유지한다.
③ 압력의 정도를 약간 증가시켜 10초간 더 유지한다.
④ 압력을 한번 더 증가시켜 10초간 더 유지한다.

이러한 압박법을 시행하였을때 나타나는 효과로는 다음과 같다.
· 압박 후 압력이 적어지면서 허혈이 없어지는 변화
· 지속적인 구심성 연발(barrage)의 결과인 신경학적 억제 (neurological inhibition)
· 압전효과는 겔상태의 조직을 좀더 부드럽게 변화
· 빠른 물리적인 자극은 느린 통증전달을 방해 (관문 조절설)
· 통증을 감소시켜주는 엔돌핀(endorphin)과 엔케팔린(enkephalin)의 분비
· 통증유발점과 연관된 단단한 조직(taut bands)의 자연스런 이완

2

STT(Soft Tissue Therapy)

개념과 유래

STT(Soft Tissue Therapy)는 주로 손을 사용하여 피부나 근육에 일정한 역학적 자극을 줌으로써 몸에 반응을 일으켜 신체의 이상(Modulation)을 바로잡아 손상된 조직이나 근육을 치료하고 건강을 증진시키는 일종의 수기치료법이다.

STT는 인류의 역사상 가장 오래된 치료법으로 인체에 대한 의학적 지식이 없었던 고대의 사람들도 아픈 부위를 만져 자극을 줌으로써 통증을 경감시킬 수 있다는 것을 알고 있었다. 시간이 흘러 하나의 치료로 발전되었는데, 지역적인 특성과 문화적인 배경에 따라 다양한 테크닉들이 생겨났다.

STT는 다른 치료법들과 달리 적용이 간편하기에 쉽게 보편화될 수 있었고, 현대에 와서 그 치료기전들이 점점 밝혀짐에 따라 더욱 효과적이고 안전한 치료법들로 발전할 수 있었다. 또한 몸의 이완(relaxation)을 통해 마음의 안정을 얻을 수 있는 효과로 인해 근래 이슈가 되고 있는 심신질환의 치료에 있어서도 중요한 치료방법으로 활용되고 있다.

효과

STT를 통해 다음과 같은 효과를 기대할 수 있다.

· 피하조직의 혈액순환을 원활하게 하여 노폐물을 제거한다.

· 국소 혈류량 증가는 혈액순환을 도와 근육의 젖산을 줄이므로 근육피로를 감소시키고, 긴장된 근육을 이완시켜 근유착의 감소에 효과적이다.

· 신경말단에 대한 자극은 구심성 신경을 통해 고유감각수용기를 자극하여 통증을 감소시키고, 예민해진 신경과 근육을 진정시켜 통증의 감수성을 약화시킨다.

· 부종의 감소, 손상된 근조직의 치유 촉진, 림프 순환의 촉진 등의 효과가 있다.

3

스트레칭(Stretching)

    최근 연구결과 많은 근골격계 질환들이 육체 운동의 부족으로 발생되는 것으로 나타났다. 우리의 몸은 역학적 스트레스(stress), 반복적인 동작이나 오랜시간의 불균형한 자세 등에 많은 영향을 받는다. 또한 그러한 기계적 스트레스들은 불편하게 만들며 손상을 가져오기도 한다.

스트레칭의 필요성

    근육은 자세를 안정적으로 유지시켜 주는 자세유지근(postural muscle)과 움직일 때 주로 작용하는 근육, 즉 속근(phasic muscle)으로 나눌 수 있다. 스트레스에 약한 자세유지근은 단축이 잘 되며, 그 외 근육은 단축되지 않는 대신 약화된다. 스트레스로 인해 단축되는 자세유지근에는 비복근, 가자미근, 내측 슬곡근, 대퇴부의 단내전근, 요근, 이상근, 대퇴근막장근, 요방형근, 척주기립근, 광배근, 승모근 상부, 흉쇄유돌근, 견갑거근, 대흉근, 팔의 굴곡근이 있다.

    만약 좋지 않은 자세로 장시간 있을 경우 특정 근육(자세유지근)은 짧아져서 긴장되고 반대쪽 근육은 지나치게 늘어남으로써 약해진다. 비정상적으로 짧아진 근육이 치료되지 않고 그냥 있게 되면 우리는 통증이 없는 좀더 편한 움직임을 위해 동작을 바꾸게 된다. 이는 관절이 본래의 움직여야 할 방향으로 움직이지 않고 원치 않는 방향으로 움직임을 의미한다. 또한 혈관이 뭉친 근육에 눌려 혈액순환이 제대로 이루어지지 않을뿐더러 사용하는 근육만 계속 사용하게 된다.

스트레칭의 목적

스트레칭은 근육의 긴장도를 완화시키고 몸을 더욱 편안하게 만들어 주며 보다 자유롭고 쉬운 동작을 가능하게 함으로써 조정능력을 향상시키고 동작의 범위를 넓혀준다.

스트레칭을 실시한 근육은 스트레칭을 실시하지 않은 근육보다 압박에 잘 저항하여 근육의 부상을 막을 수 있다. 스트레칭은 운동 전에 심한 동작에 대하여 근육을 미리 준비시키므로 격렬한 운동을 좀더 쉽게 할 수 있게 해주며 혈액순환 등을 촉진시킨다. 근육이나 관절의 움직임에 편안하고 좋은 느낌은 줄 수 있다.

스트레칭시 주의사항

스트레칭 동작이 쉽다고 정확하게 시행하지 않을 경우 근육이나 관절에 손상을 줄 수 있다. 스트레칭은 정확히 시행될 때 좋은 느낌을 준다. 굳이 근육 움직임의 한계를 지나치거나 매일 그 한계를 늘릴 필요는 없다. 스트레칭은 필요한 근육조직의 유연성과 변화하는 긴장도에 알맞게 이루어져야 한다. 그 목적은 근육의 긴장을 감소시키고 그로써 보다 자연스럽고 부드러운 움직임을 증진하는 것이다. 과도한 스트레칭은 관절이나 근육의 부상을 낳게 할 뿐이다. 스트레칭은 초기에는 서서히 쉬운 동작부터 시작하여 규칙적으로 해야 한다.

바른 스트레칭은 근육에 적절한 주의력과 더불어 편안하고도 안전한 스트레칭이며, 잘못된 스트레칭은 펌핑동작(아래위로 반동)이나 통증이 유발될 정도까지 스트레칭을 하는 것이다. 만약 정확하게 규칙적으로 스트레칭한다면 시행하는 모든 움직임에 대한 동작이 더 쉬워짐을 알 수 있다. 단축된 근육이나 관절을 부드럽게 하는 데는 어느 정도의 시간이 소요되지만, 좋은 느낌을 갖기 시작하면 통증은 곧 사라질 것이다.

스트레칭의 방법

근육을 스트레칭할 때 기화냉매의 분사나 얼음으로 문지르는 방법 등을 이용하면 긴장을 효과적으로 이완시킬 수 있다. 기화냉매의 분사는 피부 온도를 갑자기 떨어뜨리고, 접촉성 자극은 일종의 물리적인 자극을 주면서 국소적으로 생긴 통증을 억제하게 된다. 현재 우리나라에서 사용되고 있는 분사제는 에틸클로라이드이다.

스트레칭 전에 운동범위가 증가되었는지 판단할 수 있도록 환자에게 치료 전 근육상태에 대하여 알게 해서 계속적인 스트레칭 치료가 효과가 있는지를 알게 한다. 근육을 효과적으로 스트레칭하기 위해 근육의 한쪽 끝을 손으로 고정하여 환자가 다른 쪽의 긴장을 느낄 수 있어야 한다.

1) 분사와 스트레칭
① 편안하고 이완된 자세로 환자를 지지해준다. 스트레칭하려고 하는 근육의 한 쪽 끝은 고정한다.
② 통증패턴 방향으로 근육 전체를 덮고 있는 피부에 스프레이를 반복적으로 평행하게 분사한다.
③ 처음 분사를 한 후에 통증이 줄어든 상태에서 근육을 더욱 스트레칭시키며 추가로 분사를 하면서 계속 범위를 넓혀 스트레칭시킨다.
④ 분사를 그 근육의 연관통 패턴이 나타나는 데까지 넓힌다.
⑤ 피부를 만져서 차갑게 될 때까지나, 최대 운동범위에 이를 때까지 ②, ③, ④의 단계를 2~3회 반복한다. 완전한 능동적 운동을 몇 번 시행한다.

2) 스트레칭 방법
① 근육의 양 부착부 근처에 양손을 놓고, 스트레칭을 하면서 부드러운 긴장감이 느껴질 때까지 부드럽게 늘린다.
② 스트레칭된 근 긴장을 10~30초 정도 유지한다. 근육 반동은 이용하지 않도록 한다. 스트레칭 자세를 유지하고 있는 동안 긴장감은 줄어들어야 한다. 편한 스트레

칭은 근육긴장을 감소시키고 뭉친 근육을 이완시킨다.

③ 편한 스트레칭을 한 후에 서서히 범위를 늘리면서 시행하는 스트레칭을 하는데, 역시 반동은 이용하지 않는다.

④ 근육이 약간의 긴장을 느낄 정도만 더 늘려서 10~30초 동안 유지한다. 마찬가지로 긴장은 감소해야 하며 그렇지 않으면 조금 완화시킨다. 효과적인 스트레칭으로 스트레칭 범위가 늘어나면 근육을 조절하고 유연성을 증가시킨다.

⑤ 위의 과정을 3회 이상 반복한다.

3) 호흡

천천히 깊은숨을 쉬도록 한다. 스트레칭을 하는 동안 숨을 멈추지 말아야 하며, 천천히 숨을 내쉴 때 늘려 준다.

4

근에너지 기법(Muscle Energy Technique)

근에너지 기법(MET : Muscle Energy Techniques)이란?

능동적 근육이완기법으로 의사가 제공하는 정확하고 다양한 강도의 반대압력에 대항하여, 정확하게 조절된 방향에서 환자가 근육의 수의적 수축을 하는 도수치료과정으로서 고유수용성 신경근 촉진법(Proprioceptive neuromuscular facilitation, PNF)의 정지·이완(hold·relax), 수축·이완(contract·relax)을 이용하여 개발된 기법이다.

역사

이 기법은 20세기이후 정골의학 의사인 Fred Mitchell에 의해 시작되어 연구자들에 의해 발전되었다. 미시간대학의 Philip Greenman은 근에너지 기법은 경련성 근육이나 구축되고 짧아진 근육을 늘려주기 위해, 생리학적으로 약화되어 있는 근육을 강화시키고 국소적인 부종의 감소, 운동성이 제한된 관절을 운동시키기 위한 경우에 사용 할 수 있다고 하였다.

또한 Sandra Yale은 이 기법은 교통사고로 인한 경추편타증 손상환자와 같은 급성체성 기능부전으로 인한 통증이 심한 환자에게 특히 더 효과적이고, 오랜시간 침상에 누워 있는 환자나 뼈가 약한 골다공성 환자나 관절염으로 인한 심한 운동제한을 보이는 고령의 환자에게 안전하게 적용할 수 있다고 언급하였다.

목적

- 단축, 수축, 또는 경직된 근육을 풀어주고 운동범위를 늘리기 위하여
- 생리학적으로 약화된 근육을 강화하기 위하여
- 국소화된 부종은 감소시키고 수동적 울혈을 회복하기 위하여
- 가동성이 제한된 관절의 가동화를 증진시키기 위하여

방법

등척성후이완법(Postisometric relaxation, PIR)과 상호억제기법(Reciprocal inhibition, RI)의 방법으로 적용할 수 있다.

등척성후이완법(PIR)이란 짧은 기간동안 등척성 수축을 실시한 후에 근육에 지속적인 이완이 발생되는 효과를 이용하는 방법이다.

- 환자는 가해지는 일정한 저항에 대항하여 자신이 사용할 수 있는 근력의 10~20% 정도를 사용한다고 생각하도록 하며 주동근을 등척성 수축한다.
- 이때 환자는 어떤 갑작스런 움직임이나 흔들림 없이 등척성 수축을 하며 수축상태 유지시 환자는 숨을 천천히 들이쉰다.
- 등척성 수축은 7~10초간 유지하는 것이 가장 이상적이다.
- 이후 환자는 숨을 쉬며 아무런 움직임이나 흔들림 없이 주동근에 힘을 뺀다.
- 환자가 완전히 이완 후, 환자가 숨을 내쉴 때 의사는 주동근의 통증이 없는 제한장벽(end-feel)까지 천천히 움직인다.
- 새로운 범위 내에서 등척성후이완법을 다시 적용한다.

상호억제기법(RI)이란 등척성 수축을 할 때, 그 근육의 길항근은 억제되며, 그 이후 즉시 완화된다. 그러므로 단축되어진 근육 또는 근육군의 길항근에 등척성 수축을 일으키면, 단축된 조직에 부가적인 움직임과 편안함을 얻을 수 있다. 이 기법은 급성기에 적당한데, 특히 외상에 의한 것이나 통증으로 인해 근육 이완을 필요로 하는 근육들에 효과적

이다.

주의점

· 환자는 수축시 치료하는 근육의 최대 힘의 20% 정도를 사용하도록 한다.

· 환자는 정확히 치료하고자 하는 방향으로 근육을 수축한다.

· 의사는 정확한 근육 수축이 되도록 정확한 방향으로 저항을 가한다.

· 충분한 시간동안 수축을 유지하도록 한다.

· 환자가 수축 후 충분히 이완하도록 한다.

· 수축 후 환자에게 충분히 이완할 수 있도록 한 후 운동범위를 늘려 새로운 제한장벽
  을 찾는다.

허리 근육

1

척주기립근(Erector spinae)

척주기립근의 해부(Anatomy of the erector spinae)

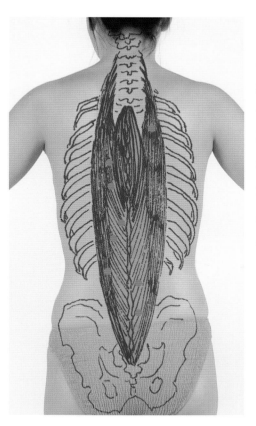

척주기립근은 척주와 배측 흉곽에서 천부와 심부로 여러 근육이 복잡하게 이루어져 있다. 이는 흉곽과 척주를 지지하고 균형을 유지하게 하며, 여러 요인에 의해 늘어난 상태에서 약해지거나 근육의 비대칭 발달로 인해 한쪽 등이 더 불록한 모습이 되기도 한다. 이 척주기립근은 주로 척주를 신전, 측굴, 약간의 회전을 시키며 기침을 할때나 장의 과한 운동시 강하게 수축한다.

기시	요장늑근 - 흉요부건막, 늑골후부
	(Thoracolumbar aponeurosis, posterior ribs)
	흉최장근 - 흉요부건막, 요추 · 흉추의 횡돌기
	(Thoracolumbar aponeurosis, lumbar and thoracic transverse processes)
종지	요장늑근 - 늑골후부
	(Posterior ribs)
	흉최장근 - 흉추의 횡돌기
	(Thoracic transverse processes)
신경	척수신경후지
	(Posterior branches of spinal nerves)

검사방법

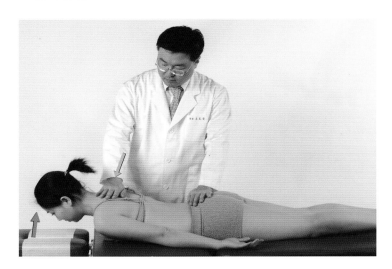

환자의 자세

팔을 곧게 펴고 엎드려 눕는다.

의사의 자세

한 손으로 환자의 허리를 고정시키고, 다른 손은 등 위쪽에 댄다.

근육 테스트

환자는 상체를 들어올리고, 의사는 이에 저항하여 어깨를 아래로 누른다.

양쪽의 근육을 각각 따로 검사한다.

근육 약화시 보상작용

척주기립근이 약하면 반대쪽 엉덩이를 사용하려고 한다. 이때 양쪽 근육의 힘을 비교할 수 있다.

스트레칭 & 스프레이 & 신경근치료

환자의 자세

· 환자는 다리를 곧게 펴고 앉은 자세를 취하고 체간을 굴곡시켜 상지가 반대쪽 하지
  위로 향하도록 한다.

· 슬괵근의 단축이 있을 경우 의자에 앉아 체간을 굴곡시켜야 한다.

의사의 자세

환자의 옆에 서서 한 손을 등 위쪽에 댄다.

치료방법

1) 스트레칭(Stretching)

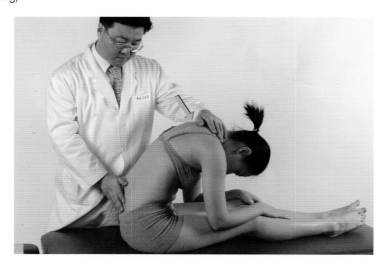

· 의사는 약간 수동적인 힘을 더해주어 척주기립근이 제한지점까지 이르도록 스트레칭시킨다.

2) 신경근치료(NMT)

· 척주기립근은 많은 근육으로 구성되어 있어서 근육을 하나씩 찾아서 치료 하기가 어렵다.

· 척추의 양쪽 옆에서 근육을 엄지손가락으로 쓸어 올리듯이 찾아가면서 근육의 압통점을 찾는다.

· 압통점이 발견되면 움직임을 멈추고 5초 정도 지그시 압박하고 2~3초 동안 압박을 푼다.

· 이와 같은 방법으로 근육이 더 이상 이완되지 않을 때까지 반복한다.

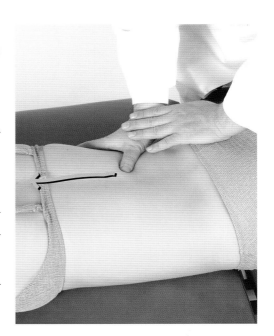

3) 스프레이 & 스트레칭

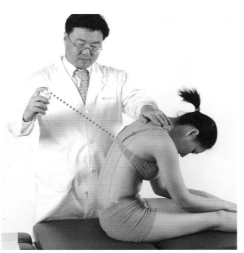
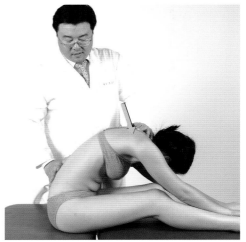

· 척주기립근을 따라 상흉부에서 시작하여 천골과 장골에 이르도록 수직 아래로 분사한다.
· 분사 직후 의사는 환자의 상체를 더 굴곡시켜 최대한 스트레칭에 이르도록 한다.
· 체간이 반대측 하지로 향한 상태에서 10초간 스트레칭과 10초간 이완을 3회 반복한다

4) 자가스트레칭(Self-stretching)

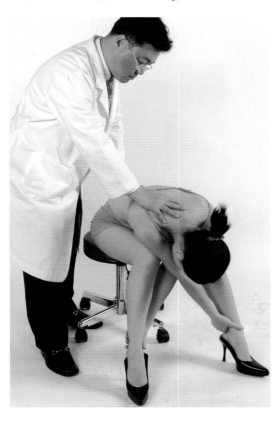

· 척주기립근을 스트레칭할 때 환자가 슬괵근의 단축이나 골반의 후방경사로 인해 다리를 쭉 뻗는 자세가 힘들 경우, 위와 같이 환자를 의자에 앉히고 다리를 약간 벌리게 한다.
· 체간을 앞으로 숙이게 한다. 이때 팔은 무릎사이로 떨어뜨린다.
· 양손을 교차하여 하퇴를 잡고 숙일 경우 보다 정확하고 안정적으로 스트레칭 할 수 있다.
· 의사는 단계적으로 수동적인 힘을 환자의 등에 가한다.
· 환자는 숨을 깊게 들여 마신 후 완전히 내뿜을 때 흉추 부위를 더 굴곡시킨다.

STT(Soft Tissue Therapy)를 이용한 치료

1) 롤링(Rolling)치료법

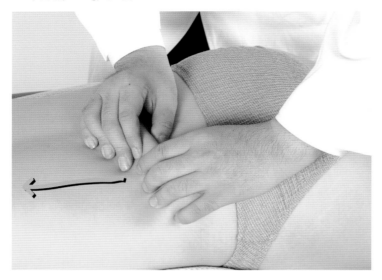

롤링치료법은 근육을 치료하기 전에 먼저 시행하면 효과가 좋다.

환자의 자세

환자는 베개를 배 밑에 깔고 엎드려 누워 등이 편평해지도록 한다.

의사의 자세

의사는 환자의 옆에 서서 양손의 둘째손가락을 V자 형태로 만들고 엄지손가락을 잡는다.

치료방법

· 엄지손가락을 둘째손가락 쪽으로 밀어주고 연부조직을 둘째손가락 쪽으로 구부리면서 나아간다.

· 이때 요부는 흉부보다 덜 유연함을 유념하고 피부를 꼬집지 않도록 해야 한다.

· 이 치료법은 상요부나 흉추에서 많이 사용하며, 통증이 사라질 때까지 10회 정도 반복한다.

2) 기립근 쓸어주기(Stripping)

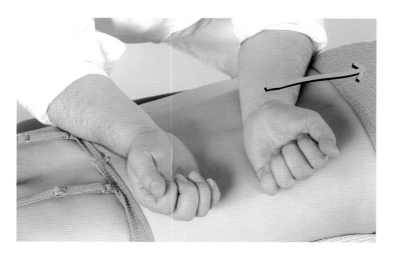

환자의 자세

환자는 베개를 배 밑에 깔고 엎드려 누워 등이 편평해지도록 한다.

의사의 자세

환자의 옆에 서서 흉부 쪽에 의사의 전완을 고정한다.

치료방법

· 환자의 옆에 서서 흉부 쪽을 의사의 전완으로 고정하고, 다른 한 팔은 전완의 근위
1/3지점에서 척추기립근을 누른 상태에서 장골능까지 쓸어 내린다.

· 의사는 환자가 호흡을 내쉴 때 압력을 더 가하고, 들어마실 때 저항을 주면서 쓸어
내린다. 이때 사용하는 힘은 의사의 체중을 이용한다.

3) 심부근육치료(압통점이나 울혈)

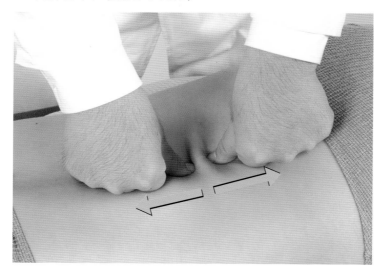

환자의 자세

환자는 베개를 배 밑에 깔고 엎드려 누워 등이 편평해지도록 한다.

의사의 자세

환자의 옆에 서서 압통점에 양손의 엄지손가락을 마주보게 한다.

치료방법

· 엄지손가락을 횡방향으로 왕복하여 진동을 주면서 지그시 눌러준다.

· 손가락이 피부에서 미끄러지지 않게 해야 하고 압력을 약간씩 증가시킨다.

· 이 치료법은 연부조직 어느 부위에서라도 할 수 있다.

MET(Muscle Energy Technique)를 이용한 치료

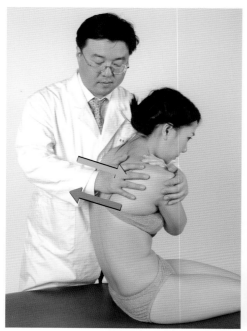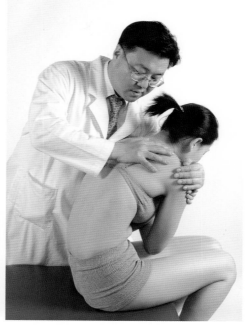

환자의 자세

환자는 치료대에 걸터앉아 다리를 늘어뜨린다.

의사의 자세

의사는 환자의 건측에 서서 한 손은 환자의 건측액와와 가슴을 지나 환자 어깨를 감싸
지지하고, 다른 한 손은 상흉부에 둔다.

치료방법

· 치료하고자 하는 반대측 환자의 무릎 방향으로 환자를 굴곡, 측굴 그리고 약간 회
  전시키고 치료사의 다른 한 손으로 긴장이 가장 심한 척주기립근 위를 접촉하여 그
  지점에 가장 많은 힘이 주어지도록 한다.

· 환자는 최대한 굴곡하고, 회전이 일어나는 방향으로 쳐다만 보게 한다.

· 의사는 굴곡의 방향으로 힘을 가하고 환자는 의사의 저항에 대해 다시 기립하려는
  힘을 7~10초간 준다.

· 환자는 숨을 크게 내쉬고 측굴과 회전이 있는 방향으로 쳐다보며 제한장벽을 향하게 하고 두 번째 숨을 내쉴 때 의사는 수동적인 힘을 가해 새로운 제한장벽 방향으로 움직인다(이때 제한장벽을 넘지 않는다).
· 위의 과정을 반복해서 시행한다. 그리고 다른 제한이 있는 분절에 시행한다.

2

장요근(Iliopsoas)

장요근의 해부(Anatomy of iliopsoas)

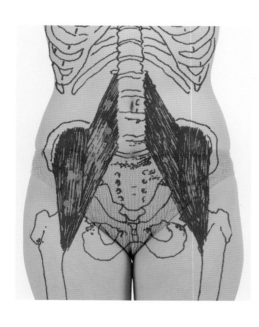

대요근은 흉추 12번에서 시작하여 복강을 지나 장골 전내측의 서혜 부위에서 장골근과 결합하여 장골의 전면 테두리 위를 지나고, 대퇴의 소전자에 사선의 후하방 방향으로 부착한다. 이 근육은 골반의 균형을 맞추는데 중요한 역할을 하는데, 과도한 수축시 골반의 전방경사(anterior tilting)를 만들고, 이에 따라 고관절이 후방으로 이동되어 무릎과 발목에서 과도한 신장의 긴장이 생긴다. 또한 장요근은 추체와 추간판에 부착되어 근육이 잡아 당겨짐으로 추간판(disc)을 압박하여 요통이나 좌골신경통의 요인이 되기도 한다. 그러므로 오래 앉아 있는 자세는 이 장요근의 단축을 유발시켜 허리, 서혜부, 복부 등의 연관통을 일으킬 수도 있다.

기시	대요근 : 요추 1번~5번 횡돌기(Transverse process of lumbar vertebrae)
	흉추 12번~요추 5번 추체와 추간판(T12-L5 Vertebral bodies(sides) and their intervertebral discs)
	장골근 : 장골와(상부 2/3) (Iliac fossa (upper 2/3))
	장골능(내측순) (Iliac crest (inner lip))
	천장인대와 요장인대 (Sacroiliac and iliolumbar ligament)
	천골의 상외측면 (Sacrum(upper lateral surface))
종지	대퇴골 소전자(Lesser trochanter of femur)
신경	2, 3번 요신경(L2, 3)

검사방법

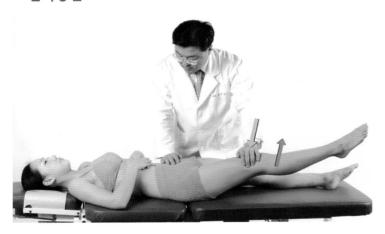

환자의 자세

누운 자세에서 고관절이 굴곡되도록 다리를 든다.

의사의 자세

한 손은 검사하는 반대 방향의 골반을 눌러 고정시키고, 다른 손은 환자의 무릎 아랫
부분을 잡는다.

근육 테스트

환자는 고관절을 외회전, 굴곡시키고 의사는 이에 저항하여 내회전, 신전시킨다.

스트레칭 & 스프레이 & 신경근치료

환자의 자세

환자는 바로 눕는다.

의사의 자세

건측 하지의 슬관절을 굴곡시켜 골반을 고정시키고 환측 하지를 검사대 밑으로 떨어뜨린다.

치료방법

1) 스트레칭

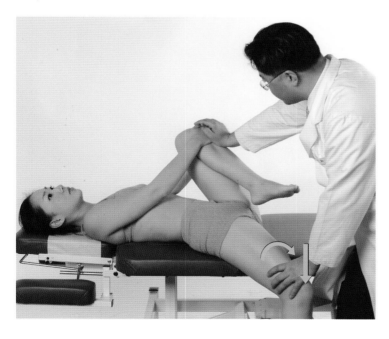

· 의사는 고관절을 내회전하여 신전시킨다.

· 운동범위를 더 증가시키기 위해 환자는 건측 다리를 가슴쪽으로 최대한 당긴 후 양
손으로 깍지를 껴서 고정시킨 뒤 환측 고관절을 신전시킬 수 있다.

2) 신경근치료(NMT)

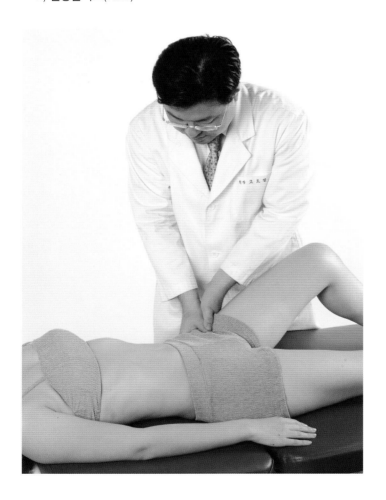

각 근육의 촉진 및 치료방법

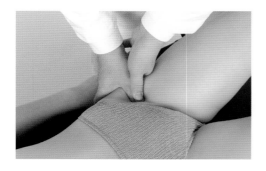

장요근 - 대퇴동맥으로부터 2수지 폭 외측 지점과 서혜인대로부터 1수지 폭 하방 지점에 엄지손가락으로 평편촉진을 한다.

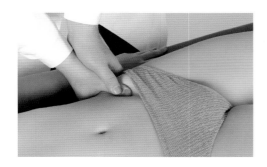

장골근 - 장골능 내면의 전방부, 전상 장골극의 직상부에서 엄지손가락을 사용하여 평편촉진을 한다.

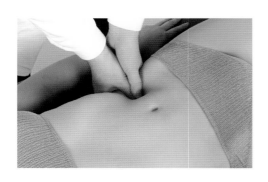

복부내 대요근 부위 - 전상장골극과 배꼽의 중간지점을 양손을 사용해서 후내측 방향으로 평편촉진한다. 정확한 위치를 확인하기 위하여 환자에게 고관절을 굴곡하도록 한다.

촉진된 통증유발점에 5초간 압박을 가하고 2~3초간 압박을 풀어주는 과정을 증상이 감소될 때까지 또는 통증 정도가 더 이상 감소하지 않을 때까지 시행한다.

3) 스프레이 & 스트레칭

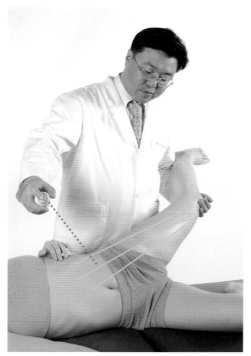 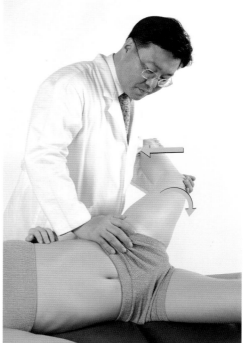

· 장요근이 신장된 자세에서 가운데 복부에서 시작하여 고관절 내측을 지나 대퇴 상
  전면을 향해 분사한다.
· 최대한 스트레칭시키기 위해 의사는 환자의 고관절을 더 신전시키는 수동적 힘을
  가한다.
· 10초간 스트레칭과 10초간 이완을 3회 반복한다.

4) 자가스트레칭 (Self-stretching)

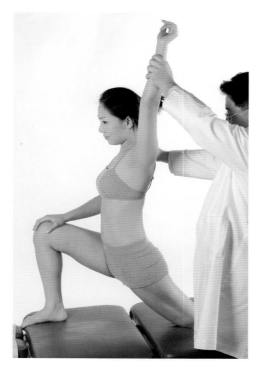

· 건측 다리를 앞에 두고 슬관절과 고관절을 90도 굴곡시키고, 환측의 하지는 뒤쪽에서 슬관절을 반쯤 굴곡시킨다.
· 견관절을 180도 굴곡시킨다. 의사는 환자 뒤에 서서, 장요근의 스트레칭을 촉진시키기 위해 고관절의 신전과 요추의 경미한 신전에 의해 몸이 전방으로 이동하는 것을 돕는다.

STT(Soft Tissue Therapy)를 이용한 치료

1) 연부조직 압박 ㅣ

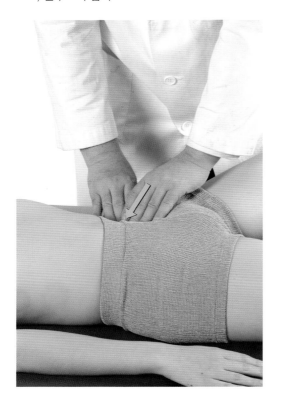

환자의 자세

똑바로 눕힌 후 치료할 부위 쪽 다리를 45도 정도 구부려 외회전시킨 상태에서 베개를 받쳐준다.

의사의 자세

양손의 손가락을 포개고 엄지손가락은 겹치게 하여 상전장골능과 배꼽 사이의 중간 위치에 놓이게 한다.

치료방법

· 복직근의 근복 옆에서 후내측 방향으로 심부에 있는 장요근에 이르기까지 심부횡압을 견고하게 서서히 가한다. 치료중에는 환자가 이완되어 있어야 하고, 의사가 누르고 있는 동안 견딜 수 있어야 한다.

· 환자의 호흡에 따라 내쉴 때는 좀더 힘을 가한다.
· 의사가 정확한 촉지를 하고 있는지는 환자의 구부린 다리를 펴게 했을 때 의사의 손 끝에서 팽팽함을 느끼거나 환자의 통증이 증가됨으로 알 수 있다.

주의사항

비만환자에게는 큰 효과가 없다.

2) 연부조직 압박 II

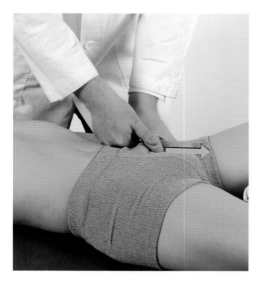

의사의 자세

환측 가슴 쪽에서 미부를 향하여 선다.

치료방법

· 의사는 손을 전단계 치료부위에서 미부쪽으로 천천히 움직인다. 이때 엄지손가락 전체를 이용해 지긋이 압박하는 힘을 유지한다.

· 서혜인대까지 도달하도록 하며, 같은 방법으로 반복한다.

3) 하지 부착지의 압박

의사의 자세

환측 무릎 부위에 선다.

치료방법

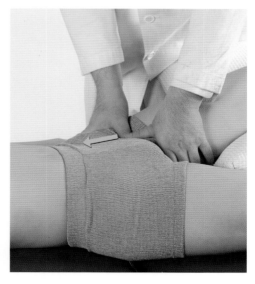

· 의사는 양손의 엄지를 겹쳐서 서혜부 위에서 약 2인치 하방 위치인 대퇴직근의 내측부위에 올려놓는다.

· 환자의 대퇴 전면부에 강한(firm) 압을 가하면서 소전자에 위치한 장요근의 종지부를 찾는다. 만약 동통 부위가 있다면, 그곳에서 동통부위가 이완될 때까지 압박 치료를 시행한다.

주의사항

압박을 줄 때 힘이 심부로 전달되게 지긋이 천천히 눌러야 한다. 손끝에서 주어지는 너무 강한 압력은 환자로 하여금 심한 압통과 불편함을 느끼게 할 수 있으니 주의해야 한다.

MET(Muscle Energy Technique)를 이용한 치료

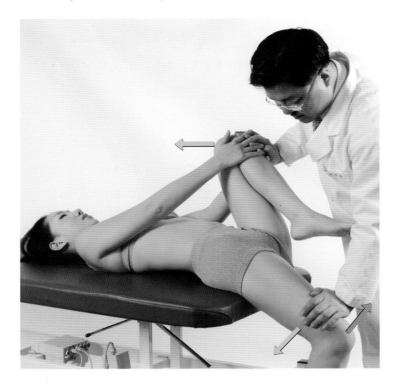

환자의 자세

· 바로 누운 자세를 취한다. 이때 골반이 최대한 치료대 밖으로 나오게 한다.

· 건측 다리는 가슴쪽으로 당겨 양손으로 스스로 고정하고 의사의 외측흉벽에 발바 닥을 두게 한다.

의사의 자세

환자의 굴곡한 건측 다리 아래에 서서 한 손으로 환자의 환측 무릎 위를 잡고, 다른 한 손으로는 환자의 건측 다리를 고정한다.

치료방법

· 환자는 고관절을 굴곡하고 동시에 외회전하려는 것에 대해 의사는 저항을 주어 등 척성 수축을 일으킨다. 환자의 상태에 따라 제한장벽에서 시작(급성)하거나 다리를 좀더 굴곡한 상태로 들어올려서 중간범위(만성)에서 시작한다.

· 7~10초 정도 유지한 후 환자가 이완할 때 의사는 수동적인 힘을 더 가하여 새로운
  장벽을 만들어 준다.
· 증상이 회복될 때 까지 반복 시행한다.

3

복직근(Rectus abdominis)

복직근의 해부(Anatomy of rectus abdominis)

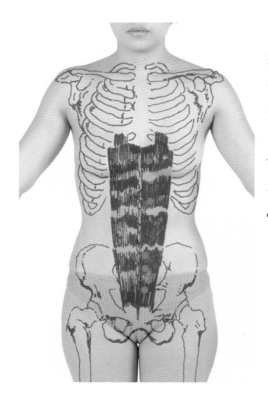

복직근은 건 교차점인 건획(tendious intersections)에 의해 나눠진 근육의 연속 섬유로, 근육의 중심은 백선(linea alba)에 의해 좌우로 나뉘어져 있다. 이들 근육은 전방 흉곽과 치골을 연결하며 척추를 굴곡 하고 신전을 방지하며 복강내의 장기들을 지지하고 있으며 기침을 할 때 늑강(rib cage)을 압박한다.

기시	치골 결합부 (Pubic symphysis)
종지	5~7번 늑연골 (Costal cartilages 5, 6, 7)
	흉골 검상인대(Xiphoid ligaments of sternum)
신경	7~12번 늑간신경 (Intercostal nerves 7~12)

검사방법

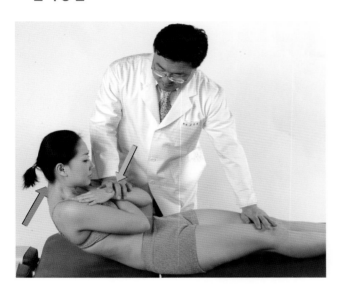

환자의 자세

누운 자세에서 테이블과 45도가 되도록 상체를 굽힌다.

의사의 자세

한 손은 환자의 다리를 눌러 고정시키고, 다른 손은 가슴 쪽에 교차하여 잡은 환자의 팔에 댄다.

근육 테스트

의사는 환자의 팔을 누르고, 환자는 이에 저항한다.

근육 약화시 보상작용

근 약화시 전방골반이 된다.

주의사항

이 근육 검사에서 만약 양쪽의 복직근이 대칭적으로 작용하지 않으면 배꼽이 더 강한 쪽으로 치우치는 것을 관찰할 수 있다(강한 쪽의 상부방향으로 치우침은 상부복직근이 더 강한 것이고 강한 쪽의 하부방향으로 치우침은 하부복직근이 더 강한 것이다).

스트레칭 & 스프레이 & 신경근치료

환자의 자세

환자는 먼저 공 위에 앉은 자세를 취한다(공이 없으면 베개를 사용한다). 등이 공 위에서 지지되는 자세를 만들기 위해 공을 천천히 뒤로 굴리면서 상체를 공 위에 눕힌다. 이때 고관절이 신전되도록 한다.

의사의 자세

의사는 환자의 복직근 위에 두 손이 교차되게 배 위에 놓는다.

치료방법

1) 스트레칭

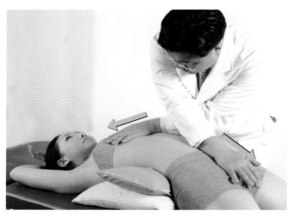

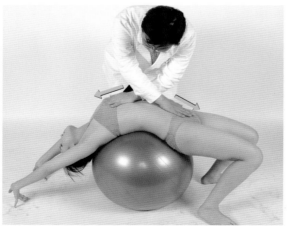

· 환자의 시작 자세에서 복직근은 이미 스트레칭이 되고 있으며, 신장을 촉진하기 위해 팔을 머리 위로 올리고 의사는 약간의 수동적인 힘을 가하여 스트레칭을 촉진한다.

2) 신경근치료(NMT)

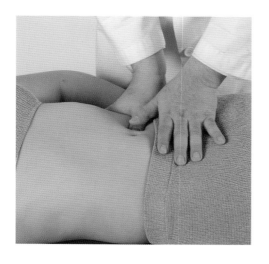

· 두 손을 모아 복직근에 두고 지긋이 압박하면서 하부에서 상부 방향으로 쓸듯이 올라가며 근육의 압통점을 찾는다.
· 압통점이 만져지는 지점에서 5초간 압박과 2~3초간 이완을 반복한다.
· 통증이 감소될 때까지 반복 시행 후 다른 압통점을 찾아 쓸어 올라가면서 이 같은 방법을 반복한다.

3) 스프레이 & 스트레칭

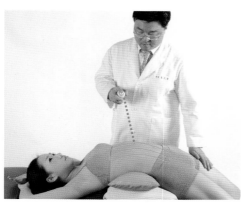

· 스트레칭된 자세에서 하부늑골연에서 치골부위를 향해 분사한다.
· 분사 직후 수동적인 힘을 한번 더 가하여 최대한 스트레칭을 시킨다.
· 이때 환자의 호흡에 따라 내쉴 때 더 힘을 가하여 준다
· 10초간 스트레칭과 10초간 이완을 3회 반복한다.

4) 자가스트레칭(Self-stretching)

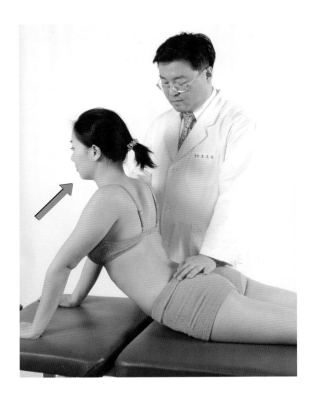

· 엎드린 자세에서 팔을 펴서 상체로 체중을 지지하고, 등을 활처럼 만든다.
· 이때 골반이 바닥에서 떨어지지 않도록 주의한다.
· 횡경막을 사용하며, 깊이 숨을 들이마셔 배가 나오게 하여 복근이 더 스트레칭되게 하고 단단한 복근을 이완시킨다.
· 요통이 있는 환자의 경우 주의를 요하는데, 이 자세에서 통증이 증가하면 스트레칭을 중단해야 한다.

STT(Soft Tissue Therapy)를 이용한 치료

1) 쓸어주기(Stripping)

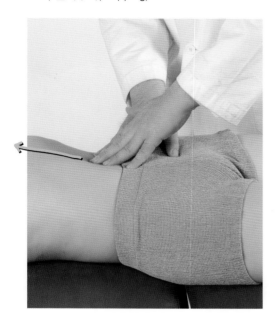

환자의 자세

환자는 바로 누운자세를 취한다.

의사의 자세

환자의 환측 고관절 부위에 선다.

치료방법

· 의사는 환자의 복직근 치골 부위에 손
끝을 놓는다.

· 손끝으로 조직에 강한 압을 가하면서
늑골까지 근육을 따라 위쪽으로 밀어
준다.

· 근육이 이완될 때까지 반복 시행한다.
반대편도 같은 방법으로 한다.

2) 교차섬유 경찰법(Cross-fiber Stroking)

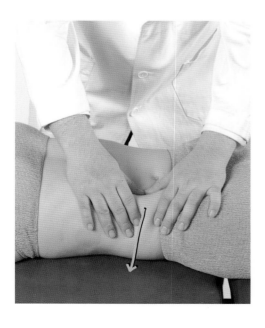

환자의 자세

환자는 바로 누운자세를 취한다.

의사의 자세

의사는 환자의 건측 가슴 부위에서 선
다.

치료방법

· 의사의 엄지손가락 끝은 치골 결합 위
백선 위에 놓고 나머지 네 손가락 끝
은 복직근 위에 외측을 향하도록 놓는
다.

· 조직에 강한 압력을 가하면서 엄지손가락 끝을 나머지 네 손가락 끝 방향으로 민다. 전단계 시작점 바로 위에서 시작하여 이 과정을 반복한다.

· 위쪽으로 흉곽에 닿을 때까지 복직근을 따라 이러한 과정을 반복한다. 반대편에도 같은 과정을 반복한다.

4

외복사근(External abdominis oblique)

외복사근의 해부(Anatomy of external abdominis oblique)

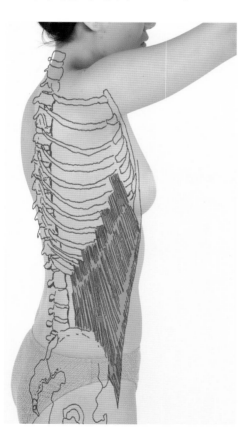

외복사근 섬유는 넓고, 얇게 분포된 근육으로써 전하방의 대각선 방향으로 주행하여 복부의 건막과 만나며, 중앙에서 백선(linea alba)과 장골능의 앞쪽 절반에 도달한다. 상외측으로는 아래에서부터 8개 늑골의 각각 아래쪽 경계에 닿아 있다. 이 중 아래 3개는 광배근과, 위쪽 5개는 전거근과 부착점이 서로 섞여 있다. 내·외복사근은 좌우 서로 반대 방향끼리 같은 작용을 하는데 양쪽이 같이 작용할 경우 복강내압을 증가시키고 척추를 굴곡하며, 한쪽만 작용시 척추를 같은 쪽으로 측굴하고 척추를 반대쪽으로 회전시킨다.

기시	5~12번 늑골 (Lower 8 ribs)
종지	장골능과 복건막 (Iliac crest and abdominal aponeurosis),
	흉요부근막(Thoracolumbar fascia),
	치골결합 상연(Upper border of pubic symphysis), 백선(Linea alba)
신경	8~12번 늑간신경, 제1요신경(= 장골하복신경, 장골서혜신경)
	(Intercostal nerves 8~12, L1 = iliohypogastric nerve and ilioinguinal nerve)

검사방법

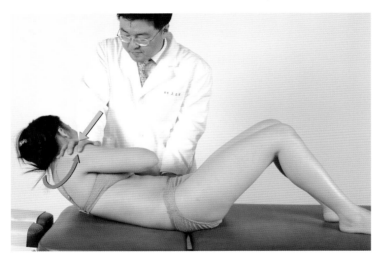

오른쪽 외복사근 검사

환자의 자세

누운 자세에서 양팔을 가슴 앞에서 교차시키고 테이블과 45도가 되도록 상체를 들어올리고 가슴을 검사 받는 반대쪽인 왼쪽으로 향하게 한다.

의사의 자세

한 손은 환자의 골반을 눌러 고정시키고, 다른 손은 환측의 어깨에 댄다.

근육 테스트

환자는 몸통을 돌린 채 상체를 들어올리고, 의사는 이에 저항한다.

스트레칭 & 스프레이 & 신경근치료

환자의 자세

환자는 치료대에 바로 누운 자세에서 양측 상지를 90도 외전하고 양측 고관절을 90도 굴곡하고 슬관절도 굴곡한다.

의사의 자세

환자와 마주보고 환자의 옆에 선다.

1) 스트레칭

〈오른쪽 외복사근〉

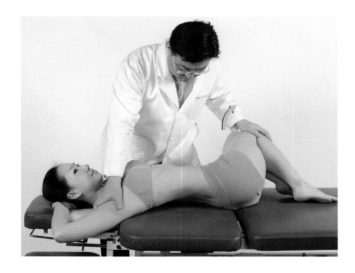

· 한 손은 환자의 상부 흉곽을 고정하고 다른 한 손은 환자의 무릎을 잡고 무릎을 스트레칭시키는 근육의 반대쪽 방향(왼쪽)으로 힘을 주어 무릎을 당긴다.

2) 신경근치료(NMT)

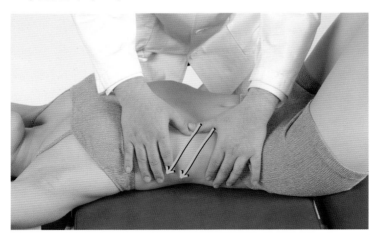

- · 굴곡된 양측 하지를 가운데로 세운 자세에서 의사는 두 손을 모아서 엄지손가락을 겹치게 하여 천천히 쓸어내리다가(Stripping) 압통이 느껴지는 지점에서 5초간 압박을 가하고 2초간 이완한다.
- · 외복사근의 압통점은 장골능 전면의 근부착점 또는 검상돌기 아래 상복부에서 촉지된다.
- · 통증이 감소할 때까지 반복 시행한다.

3) 스프레이 & 스트레칭

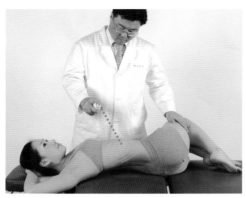
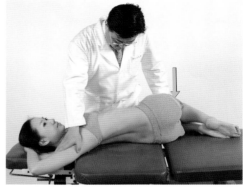

· 더 증가된 스트레칭 자세에서 근육의 기시부에서 정지부를 향해서 스프레이를 분사한다.

· 스트레칭을 최대로 하기 위해 수동적인 힘을 10초간 가하고 10초간 이완하는 것을 3회 시행한다.

· 양측 복사근의 스트레칭을 위해서 반대측도 같은 방법으로 시행한다.

4) 자가스트레칭(Self-stretching)

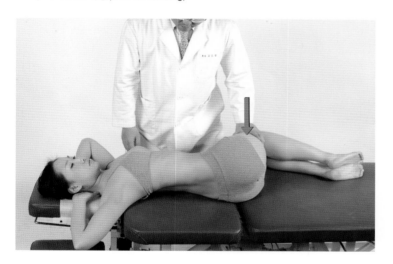

· 환자는 치료대에 바로 누워 양측 상지를 90도 외전하고 양측 고관절을 90도 굴곡하고 슬관절도 굴곡한다.

· 스트레칭을 시키고자 하는 근육의 반대 방향으로 하지를 천천히 넘긴다.

· 이때 상지가 바닥에서 떨어지지 않게 해야하며, 호흡에 따라 숨을 내쉴 때 스트레칭이 더 되도록 한다.

STT(Soft Tissue Therapy)를 이용한 치료

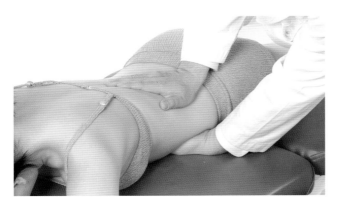

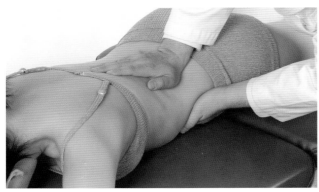

환자의 자세

환자는 치료대에 엎드린다.

의사의 자세

의사는 환자의 옆에 선다. 한 손을 환자의 복부 아래에 손바닥이 위를 향하여 복부와 접하고 손끝은 서혜인대의 부착지인 치골의 바로 윗부분에 놓이도록 한다. 의사의 다른 손은 치료하는 쪽의 장골능과 요추부 위에서 지긋이 눌러 고정한다.

치료방법

복부 아래에 있는 손으로 복부에 강한 압을 가하면서 손끝으로 근육을 따라 치골부에서 흉곽까지 상외측으로 끌어올린다. 외복사근 전체가 치료될 때까지 사선방향으로 위의 과정을 반복하고 반대편 근육도 같은 과정을 반복 시행한다.

MET(Muscle Energy Technique)를 이용한 치료

[방법 1]

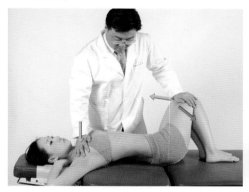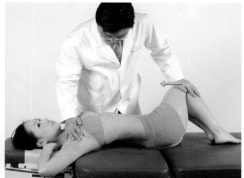

환자의 자세

바로 누운 자세에서 고관절과 슬관절을 굴곡한다.

의사의 자세

환자의 골반부위 옆에서 환자를 바로 보고 선다.

치료방법

의사는 환자의 양쪽 고관절을 90도 또는 약간 넘게 굴곡시켜 하지를 지지한다. 오른쪽 외복사근과 왼쪽 내복사근에 적용하기 위해서 먼저 굴곡시킨 무릎을 천천히 왼쪽으로 기울이면서 제한장벽을 찾는다. 그 장벽 지점보다 오른쪽으로 조금 움직여 제한을 느슨하게 만들고 이 지점에서 의사는 환자의 오른쪽 무릎에 힘을 주어 무릎을 왼쪽으로 밀어내려 하고 환자는 그 힘에 버티는 힘을 가하고 7초 정도 유지 - 급성기는 약한 힘과 긴 시간(30초)을 적용 - 하고 이완시킨 후 환자는 심호흡을 하고 두 번째 숨을 내쉴 때 신장을 가하여 처음의 장벽을 넘어 새로운 장벽을 찾도록 한다. 더 이상의 진전이 없을 때까지 반복 시행한다.

※ **주의사항** - 고관절이 90도 또는 그 이상 굴곡되지 않을 경우 힘을 주었을 때 고관절의 내·외회전근에서 보상작용이 나타날 수 있다.

[방법 2]

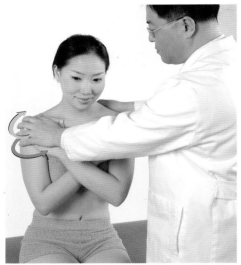 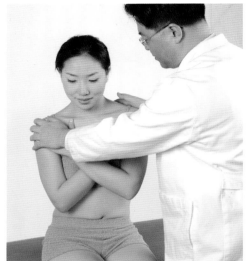

환자의 자세

치료대에 다리를 늘어뜨리고 걸터앉아 양팔을 교차시켜 반대편 어깨에 손을 얹는다.

의사의 자세

환자와 마주보고 선다.

치료방법

이 치료법은 오른쪽 외복사근과 왼쪽 내복사근에 적용하기 위함이다. 의사는 환자의 양쪽 어깨를 감싸쥐고 오른쪽으로 회전시키면서 제한장벽을 찾는다. 그 장벽 지점보다 왼쪽으로 약간 회전을 시켜 제한을 느슨하게 만들고, 이 지점에서 의사는 환자의 오른쪽 가슴 윗부분과 왼쪽 견갑부위를 압박하여 오른쪽으로 회전하는 힘을 가하고, 환자는 이 힘에 저항하여 왼쪽으로 회전하는 힘을 주고 7초 정도 유지 - 급성기는 약한 힘과 긴 시간(30초 정도) 적용 - 하고 이완시킨 후 환자는 심호흡을 하고 두 번째 숨을 내쉴 때 신장을 가하여 처음의 장벽을 넘어 새로운 장벽을 찾도록 한다. 더 이상의 진전이 없을 때까지 반복 시행한다.

※ **주의사항 -** 근육의 수축을 촉진시키기 위해서 등척성 수축시 환자의 시선을 힘주는 방향으로, 즉 오른쪽 외복사근, 왼쪽 내복사근이 등척성 수축시 왼쪽 골반을 향해 시선을 준다.

5

내복사근(Internal abdominis oblique)

내복사근의 해부(Anatomy of internal abdominis oblique)

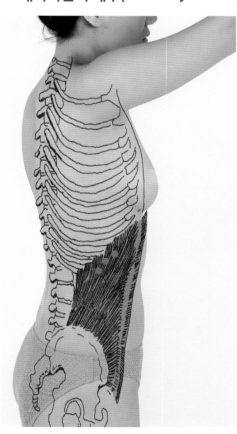

    내복사근은 외복사근과 함께 체간을 회전시키는 근육으로 반대쪽 외복사근과 짝힘을 이루어 같은 작용을 한다. 내복사근의 섬유는 부채모양으로 뻗어있는데 뒤쪽에서는 수직으로, 측면에는 대각선으로 내측 상방향으로, 앞쪽은 수평으로 주행한다.

기시	서혜인대의 외측 중간 (Inguinal ligament)
	장골능 - 정중선에서 앞쪽 2/3 (Iliac crest - anterior 2/3 of intermediate line)
	흉요부근막 (Thoracolumbar fascia)
종지	7, 8, 9번 늑골의 연골부 (7, 8, 9 costal cartilage)
	대늑간근과 이어지는 말단부인 9~12번 늑골의 하연과 연골부 (Rib 9~12 - inferior border and cartilages by digitations that appear continuous with internal intercostals)
신경	요추 1번 신경, 장골하복신경 (Ilio hypogastric nerve)
	장골서혜신경 (Ilio inguinal nerve)
	8번 흉추~12번 흉추신경 (Intercostal nerves T8~12)

검사방법

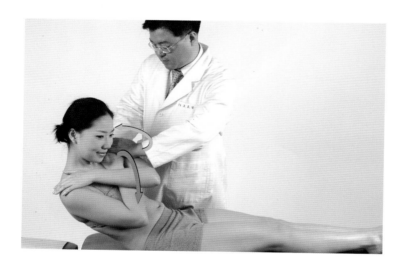

환자의 자세

70도 정도 허리를 구부리고 앉아 팔짱을 낀다.

의사의 자세

환자의 옆에 서서 양 손으로 환자의 건측 어깨를 잡는다.

근육 테스트

환자는 몸통을 회전시키고, 의사는 회전이 안되도록 저항을 가한다.

스트레칭 & 스프레이 & 신경근치료

환자의 자세

환자는 치료대에 바로 누운 자세에서 양측 상지를 90도 외전하고 고관절을 110도 정도 굴곡하고 슬관절도 굴곡시킨다.

의사의 자세

의사는 환자의 옆에 선다.

치료방법

1) 스트레칭

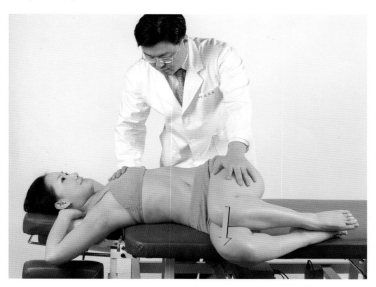

· 의사는 굴곡된 양측 하지를 천천히 오른쪽으로 넘긴다.

· 이때 왼쪽 외복사근과 오른쪽 내복사근이 스트레칭된다.

· 하지가 바깥쪽에 닿도록 천천히 움직이고 동시에 머리는 반대쪽으로 회전시키고 어깨가 바닥에서 떨어지지 않도록 주의한다.

2) 신경근치료(NMT)

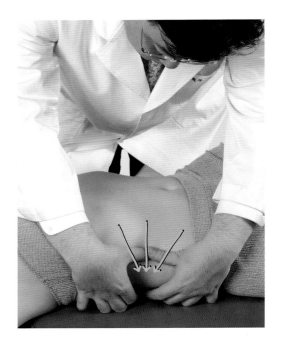

· 내복사근의 통증유발점은 하부 6개의 늑골 끝 부분의 아래 모서리 부분과 치골에 인접해 있다.

· 압통점을 찾아 근육을 쓸어가다가 압통이 느껴지는 지점에서 5초간 압박을 가하고 2초간 이완한다.

· 통증이 감소할 때까지 반복 시행한다.

· 내복사근의 통증유발점은 다른 복부 근육과 내부 장기들에서 유발된 통증과 자주 혼동을 가져옴을 유의해야 한다.

3) 스프레이 & 스트레칭

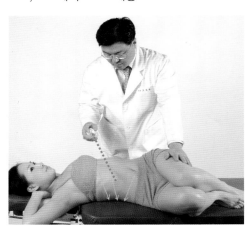 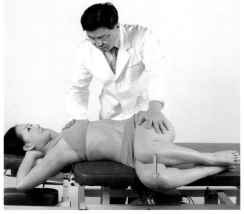

· 더 증가된 스트레칭 자세에서 부채꼴로 펼쳐진 근육의 기시부에서 종지부를 향해서 분사한다.

· 스프레이 분사 후 대퇴를 하방으로 누르며 최대한 스트레칭시키고 이 동작을 3회 이상 반복 시행한다.

· 스트레칭을 최대로 하기 위해 수동적인 힘을 10초간 가하고 10초간 이완하는 것을 3회 시행한다.

· 양측 복사근의 스트레칭을 위해서 반대측도 같은 방법으로 시행한다.

4) 자가스트레칭(Self-stretching)

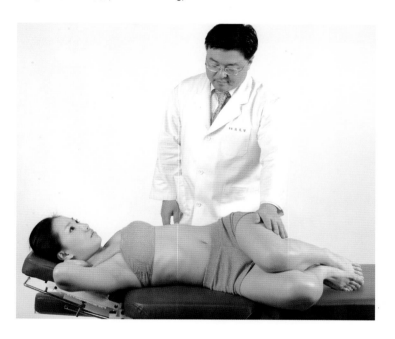

· 환자는 치료대에 바로 누워 양측 상지를 90도 외전하고 양측 고관절을 90도 굴곡하고 슬관절도 굴곡한다.

· 스트레칭하고자 하는 방향으로 하지를 넘긴다.

· 이때 상지가 바닥에서 떨어지지 않게 해야 하며 호흡에 따라 숨을 내쉴 때 이완이 더 되도록 한다.

STT(Soft Tissue Therapy)를 이용한 치료

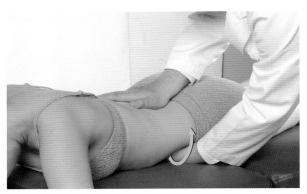

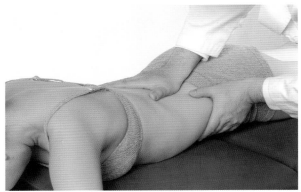

환자의 자세

환자는 엎드려 눕는다.

의사의 자세

의사는 환자의 옆에 서서 한 손을 환자의 복부 아래에 손바닥이 위를 향하고 손끝은
복부 중앙(linae alba)옆에 놓이도록 한다.

치료방법

· 복부에 강한 압을 가하면서 손끝을 근육을 따라 장골능(iliac rest)쪽으로 민다.

· 서혜인대와 가까운 부위는 위로 향하고 점점 수평 방향으로 근육이 진행되고 위쪽 부
  위 근육일수록 좀더 사선 아래 방향으로 진행됨을 유의하여 위의 과정을 반복한다.

6

요방형근(Quadratus lumborum)

요방형근의 해부(Anatomy of quadratus lumborum)

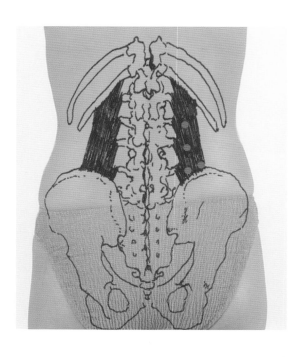

요방형근은 동측으로 척추를 측굴시키고 척추가 고정되었을 때 골반을 들어주는 근육으로써 근육이 원인이 되어 생기는 요통 중 가장 일반적이며, 만성 통증을 유발시키기도 하는 근육이다. 이 근육은 요부에서 건조직, 두터운 근막층, 척주기립근 아래 심부에 위치하여 수기적으로 직접 접촉하기가 쉽지 않으므로 척주기립근의 바로 근접 부위에서 손가락 또는 팔꿈치를 이용하여 대각선 중심부 방향으로 접근할 수 있다.

기시	장골능과 내측순 (Ilium-crest and inner lip)
	장요인대 (Iliolumbar ligament)
종지	12번 늑골의 아래 가장자리 (12th rib lower border)
	1~4번 요추의 횡돌기(Transverse process of 1~4 lumber vertebrae)
	12번 흉추체 (T12 vertebral body)
신경	늑골하신경, 1~4번 요신경 (L1~4 vertebrae, T12 vertebral body)

검사방법

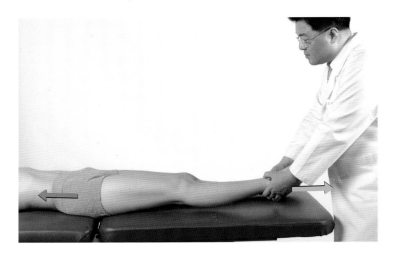

환자의 자세

천장을 보고 누운 자세에서 침대의 가장자리를 잡는다.

의사의 자세

의사는 환자의 발목을 잡는다.

근육 테스트

의사는 발목을 잡아당기고 환자는 요방형근을 수축시켜 골반을 어깨방향으로 올린다.

스트레칭 & 스프레이 & 신경근치료

환자의 자세

허리 아래를 수건이나 베개를 받치고 환측을 위로하여 옆으로 눕는다.

의사의 자세

환자의 골반 앞에 선다.

치료방법

1) 스트레칭

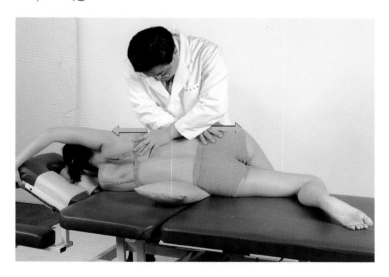

- 의사는 환측 하지를 굴곡 및 내전시키고 환자는 머리 위로 팔을 뻗어서 침대 가장자
  리를 잡는다.
- 환자의 골반이 세워진 상태로 유지하면서 하지를 치료대 밖으로 최대한 떨어뜨린
  다.

2) 신경근치료(NMT)

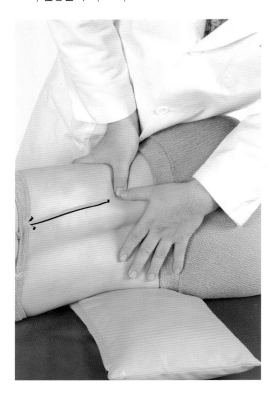

· 스트레칭된 자세에서 요부의 척주 기립근 외측 심부에 있는 통증유발점을 압박하여 자극을 준다.

· 5초간 압박하고 2초간 이완을 반복 시행하는데 주로 엄지손가락이나 팔꿈치를 이용한다.

· 요방형근에는 제 1~4번 요추횡돌기에서 3수지 폭 외측 지점에 여러 개의 통증유발점이 있다.

3) 스프레이 & 스트레칭

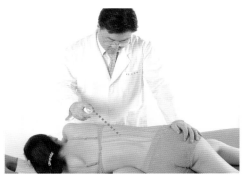
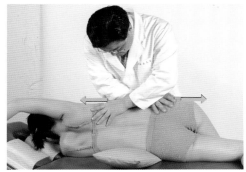

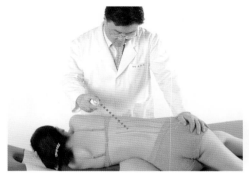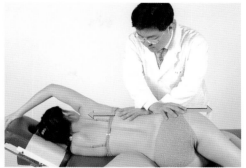

· 스트레칭을 유지하면서 스프레이를 분사한다. 이때 하부 늑골에서 장골능 후면을 향해 근육주행을 따라 실시한다.

· 이때 근육의 주행경로에 따라 고관절을 굴곡, 내전시킨 자세와 신전, 내전시킨 자세로 구분하여 스프레이를 분사한다.

· 분사 후 즉시 최대한의 스트레칭을 가해준다. 이때 의사는 환자의 흉곽 아래와 장골능 각각을 양손으로 교차시켜 잡고 서로 반대 방향으로의 힘을 가한다.

· 마찬가지로 하지의 움직임을 두어 두 방향에서의 스트레칭을 해준다.

· 10초간 스트레칭과 이완을 3회 이상 반복 시행한다.

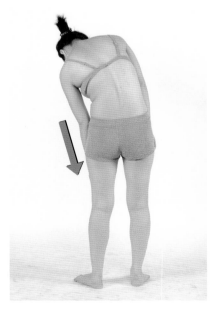

4) 자가스트레칭(Self-stretching)

오른쪽 요방형근을 자가스트레칭하려면 바로 선 자세에서 왼쪽 팔을 몸에 붙이고 몸을 따라서 측면부 앞쪽으로 내려간다. 내려간 자세를 10초 정도 유지해주고 이러한 자세를 3회 반복한다. 이때 골반이 옆으로 움직이면 안된다.

STT(Soft Tissue Therapy)를 이용한 치료

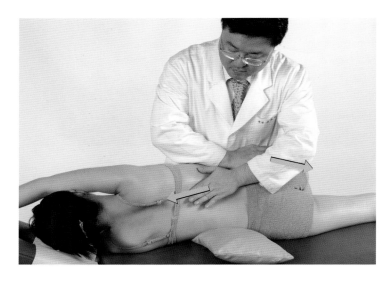

환자의 자세

환측을 위로하여 옆으로 누운 자세를 취하고 허리 밑에 베개나 수건을 말아서 받쳐준다.

의사의 자세

환자를 마주보고 허리부분 앞에 선다.

치료방법

· 의사는 한 손은 장골능을 향해 놓고, 다른 한 손은 아래쪽 흉곽 옆면에 놓아 양손을 교차한다.

· 손바닥의 뒷꿈치로 압력을 유지하고 양손을 서로 반대 방향으로 누른다.

· 환자의 호흡에 따라 내쉴 때 압력을 조금 더 가해준다.

MET(Muscle Energy Technique)를 이용한 치료

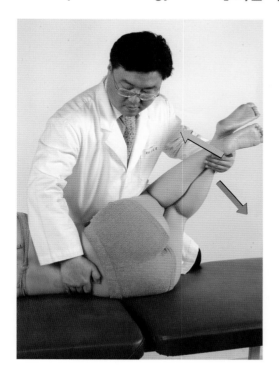

환자의 자세

환자는 병변쪽을 아래로 하여 옆으로 눕는다.

의사의 자세

의사는 치료대 옆에서 환자와 마주하고 선다.

치료방법

· 의사는 환자의 두 다리를 모아서 발목을 잡고 그림과 같이 들어올린다. 이때 의사의
  대퇴부로 환자의 다리를 지지하면 좋다

· 의사는 제한장벽이 느껴지는 부분에서 환자의 발목을 아래로 힘을 주게 하고 의사
  는 이에 저항하면서 병변쪽 요방형근에 힘이 들어가는지 촉진한다.

· 더 이상 진전이 없을 때까지 수축 · 이완을 반복하면서 가동성을 넓혀간다.

PART 3

목 근육

1. 두판상근(Splenius capitis), 경판상근(Splenius cervicis)

2. 사각근(Scalenus)

3. 승모근(Traperzius)

4. 흉쇄유돌근(Sternocleidomastoid)

1

두판상근(Splenius capitis), 경판상근(Splenius cervicis)

두판상근과 경판상근 해부(Anatomy of splenius capitis & splenius cervicis)

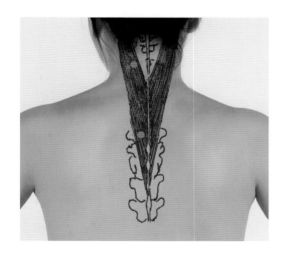

　이 근육들은 위치에 따라서 두판상근과 경판상근으로 나누어지고 양쪽이 작용하면 목을 신전시키며 한쪽으로 작용하면 같은 쪽으로 목을 회전시킨다. 이 근육들은 경추에서 주요한 자세근으로 경추성 두통에 크게 관여하며, 항상 하부경추와 상부흉추에서 연관되는 근육들과 관련하여 증상을 파악해야 한다. 두판상근은 안면을 들고 회전, 동측회전과 반대측신전 기능을 한다. 경판상근은 경추의 동측회전, 측굴 기능을 한다.

기시	두판상근 : 항인대, 7번 경추, 1~4번 흉추의 극돌기
	(Ligamentum nuchae, Lower cervical vertebrae C7, Upper thoracic vertebrae T1~4)
	경판상근 : 3~6번 흉추 (Upper thoracic vertebrae T3~6)
종지	두판상근 : 측두골과 유양돌기 (Temporal bone-mastoid process)
	후두골의 상한선 아래(Occiput -below superior nuchal line)
	경판상근 : 1~3번 경추 횡돌기 (Upper cervical vertebra C1~3)
신경	경신경후지 (Posterior branches of cervical nerves)

검사방법

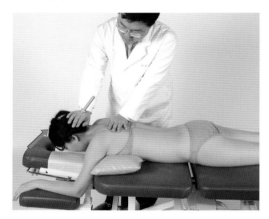

환자의 자세

엎드린 자세에서 팔을 앞으로 편하게 놓고서 정면을 바라본다

의사의 자세

한 손은 환자의 등을 눌러 고정시키고, 다른 손은 환자의 후두부에 댄다.

근육 테스트

의사는 환자의 후두부를 밀어 테이블 쪽으로 누르고 환자는 이에 저항한다.

절대 무리한 힘은 가하지 않도록 한다.

근육 약화시 보상작용

근 약화시 머리가 약간 회전된다.

스트레칭 & 스프레이 & 신경근치료

환자의 자세

의자 또는 치료대에 걸터앉는다.

의사의 자세

환자의 옆에 선다.

치료방법

1) 스트레칭

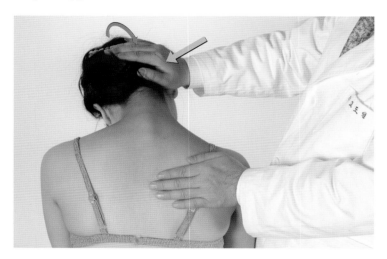

· 의사는 환자의 머리를 치료하고자 하는 근육의 반대편으로의 측굴, 약간의 회전과
  굴곡을 시키고 턱을 목쪽으로 당기며 근육의 제한지점까지 스트레칭한다.
· 스트레칭 상태에서 신경근치료를 실시한다.

2) 신경근치료(NMT)

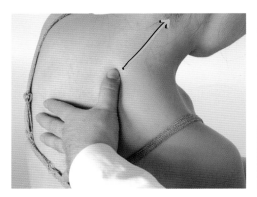
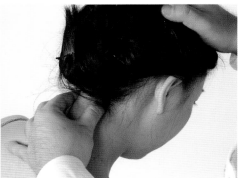

- 엄지손가락으로 근육의 진행방향을 따라 움직이는데, 두판상근은 상부경추의 측돌기 인근부위에서 경판상근은 하부경추 또는 상부흉추(T1, 2) 단계지점에서 압통점을 느낄 수 있다.
- 이때 촉진된 압통점을 5초간 지그시 압박하고 2~3초간 이완을 반복한다.
- 환자의 증상이 감소되고 더 이상의 진전이 없을 때까지(2분 정도) 반복한다.

3) 스프레이 & 스트레칭

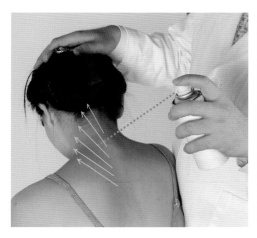
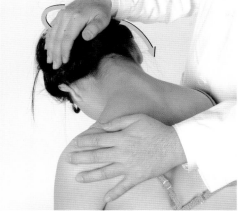

· 신경근치료(NMT) 후 두판상근의 스트레칭 자세에서 분사를 실시한다.

· 분사는 경 · 흉추부에서 시작하여 두부로 이어지는 근육의 방향에 따라 실시한다.

· 분사 후 머리를 상방으로 견인한 상태에서 최대 스트레칭(반대편으로의 측굴, 약간의 회전, 굴곡)을 해준다.

· 의사는 최대 스트레칭 지점에서 10초간 유지하고 10초간 이완시킨다. 3회 이상 반복한다.

주의사항

스트레칭시 환자가 숨을 내 쉬며 시선을 아래로 향하도록 하여 스트레칭을 더 촉진시킬 수 있다.

4) 자가스트레칭(Self-stretching)

· 환자는 의자에 앉아서 팔을 머리 위로 하여 손을 반대측 머리 뒷부분에 둔다.

· 턱을 뒤로 당기고 머리를 굴곡, 반대측으로의 측굴과 회전이 되는 방향으로 머리를 당긴다.

· 긴장을 느끼면서 10초간 유지, 10초간 이완을 하면서 3회 이상 반복한다.

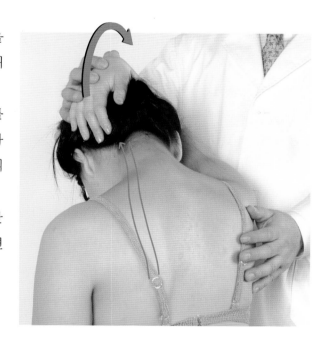

STT(Soft Tissue Therapy)를 이용한 치료

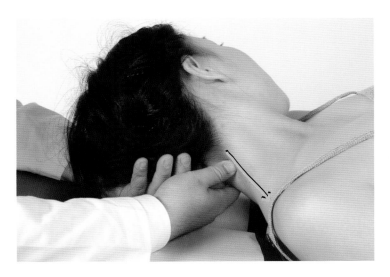

환자의 자세

치료대에 바로 눕는다.

의사의 자세

환자의 머리쪽에서 환자를 향한다.

치료

· 한 손으로 환자의 머리를 지지하고 치료부위 측에 다른 손으로 가볍게 잡고 반대측
  으로 약간(30도 정도) 회전시킨다.

· 엄지손가락을 이용하여 후두부에서 시작하여 추궁(laminar)면을 따라 상부흉추에
  이르도록 쓰러 내려간다.

· 양쪽 모두 반복 시행한다.

MET(Muscle Energy Technique)를 이용한 치료

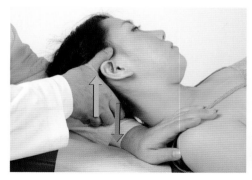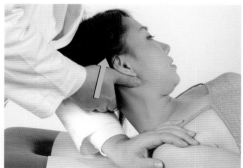

환자의 자세

바로 눕는다.

의사의 자세

환자의 머리쪽에서 환자를 향한다.

치료방법

· 의사는 환자의 경부를 동측으로 굴곡, 측굴시키면서 통증 또는 제한이 있는 부위를 찾는다.

· 치료할 부위와 같은 방향의 손으로 환자의 머리를 받치고 제한장벽까지 신장하고 동시에 다른 손을 교차하여 환자의 어깨 앞쪽 부위를 고정한다.

· 의사는 신장하려는 방향으로 좀더 힘을 가하고 환자로 하여금 7초 이상 저항하도록 한다.

· 숨을 내쉬면서 이완하고 다시 숨을 내쉴 때 새로운 장벽을 향해 범위를 늘려나간다.

· 필요에 따라 반복 시행한다.

2

사각근(Scalenus)

사각근해부(Anatomy of scalenus)

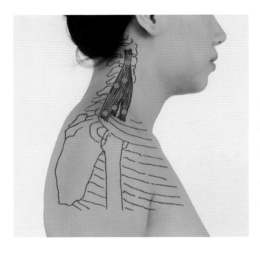

사각근은 놓여진 위치상 상완신경총과 이에 분지한 신경가지들과 인접해 있고 신경압박(entrapment)을 일으켜 흉부, 외측 상지, 견갑골 내측연 및 인접한 견갑골간 부위로의 방사통의 빈번한 원인이 되는 근육이다. 주로 목을 측굴시키는 작용을 하고 호흡의 보조근으로 흉쇄유돌근과 함께 흉곽을 들어 올린다. 그리고 사각근은 목과 상지의 통증에 많이 관여한 근육이므로 항상 주의 깊게 관찰해야 한다.

기시	전사각근 : 3~6번 경추 횡돌기 전결절 (C3~C6 vertebrae-anterior tubercles of transverse processes)
	중사각근 : 2~7번 경추 횡돌기의 후결절 (C2~C7 vertebrae-posterior tubercles of transverse processes)
	후사각근 : 5~7번 경추 횡돌기 (Transverse processes of cervical vertebrae C5~7)
종지	전사각근 : 1번 늑골 안쪽 2/3 (Anterior and medius to 1st rib)
	중사각근 : 1번 늑골 상면 (Superior surface to 1st rib)
	후사각근 : 2번 늑골 후면 (Posterior to 2nd rib)
신경	5~8번 경신경 지배 (Cervical nerves 5~8)

검사방법

1) 전사각근 검사

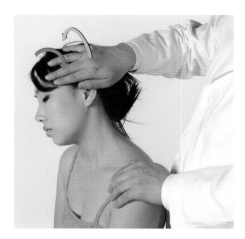

환자의 자세

앉은 자세에서 목을 약간 옆으로 구부린다.

의사의 자세

환자의 뒤에 서서 한 손은 환자의 어깨를 눌러 고정시키고, 다른 손은 환자의 머리 옆 부분에 댄다.

근육 테스트

의사는 측후방으로 힘을 가하고 환자는 이에 저항한다.

2) 중사각근 검사

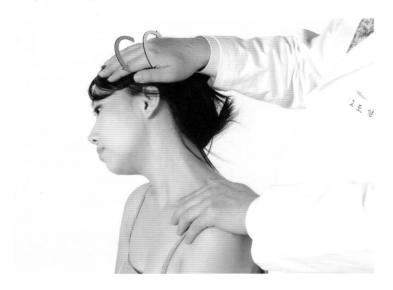

환자의 자세

앉은 자세에서 목을 반대 방향으로 약간 회전하고 옆으로 구부린다.

의사의 자세

환자의 뒤에 서서 한 손은 환자의 어깨를 눌러 고정시키고, 다른 손은 환자의 머리 옆
부분에 댄다.

근육 테스트

의사는 측방으로 힘을 가하고, 환자는 이에 저항한다.

3) 후사각근 검사

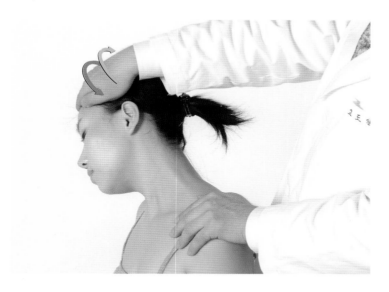

환자의 자세

앉은 자세에서 목을 측후방으로 신전시킨다.

의사의 자세

환자의 뒤에 서서 한 손은 환자의 어깨를 눌러 고정시키고, 다른 손은 환자의 머리 옆
부분에 댄다.

근육 테스트

의사는 측방으로 힘을 가하고, 환자는 이에 저항한다.

스트레칭 & 스프레이 & 신경근치료

환자의 자세

바로 눕거나 앉는다.

의사의 자세

환자가 누웠을 때 환자의 머리쪽에서 마주보고 앉고, 섰을 때는 측면에 선다.

치료방법

1) 스트레칭

전사각근 후사각근

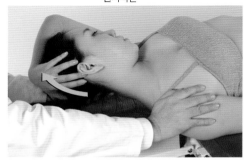 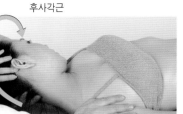

· 환자의 환측 손을 엉덩이 밑에 놓고 건측 손은 머리 위로 올려 환측의 귀 윗부분에
댄다.

· 건측 머리를 제한지점까지 측굴시킨다. 이때 각각의 사각근에 따라 목이 회전되는
자세를 달리해야 한다.

① 전사각근 - 얼굴을 정면으로 향한다.

② 중사각근 - 얼굴을 환측으로 돌린다.

③ 후사각근 - 얼굴을 건측으로 돌린다.

2) 신경근치료(NMT)

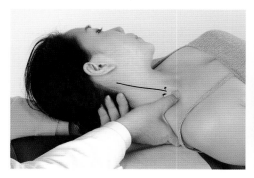

전사각근

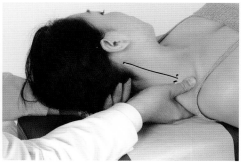

후사각근

· 사각근이 스트레칭된 자세에서 신경근치료(NMT)를 실시한다.

· 흉쇄유돌근과 승모근 상부섬유 사이에 위치한 사각근을 따라 촉진해가면서 압통점을 찾는다.

· 압통점이 발견되면 5초간의 지긋한 압박과 2초간의 이완을 반복한다.

· 너무 강한 압박으로 상완신경총을 자극함으로써 상지에 저릿한 느낌을 일으키지 않도록 주의해야 한다.

3) 스프레이 & 스트레칭

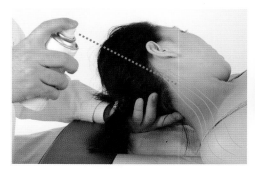

후사각근의 스프레이 분사

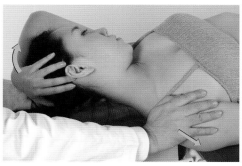

전사각근의 스트레칭

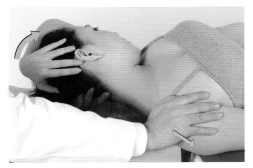

후사각근의 스트레칭

· 스프레이를 분사한다.
· 쇄골부위부터 머리 방향의 근육주행에 따라 분사 후 즉시 사각근의 각 부위별 (스트레칭 내용 참조)로 최대한 스트레칭해 준다.
· 10초간 스트레칭과 이완을 3회 이상 반복한다.

주의사항

두판상근과 유사하게 숨을 내쉬면서 시선을 반대측 다리쪽에 두면 스트레칭을 더 유도할 수 있다.

자가스트레칭(Self-stretching)

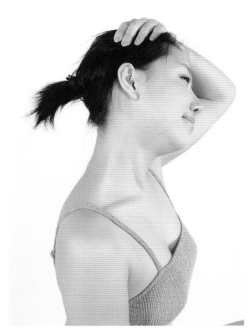

전사각근

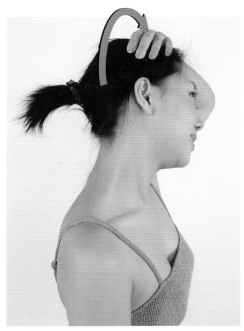

후사각근

· 스트레칭을 실시할 때 의사가 가하는 힘을 대신해 환자 스스로 반대측 손을 머리위로 돌려 환측 귀부근에서 머리를 측굴시킨다.

· 스트레칭 때와 마찬가지로 근육에 따라서 회전의 방향을 달리해준다.

STT(Soft Tissue Therapy)를 이용한 치료

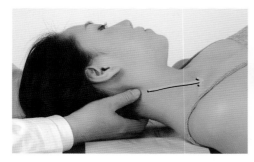

전사각근

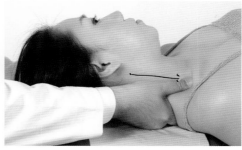

중사각근

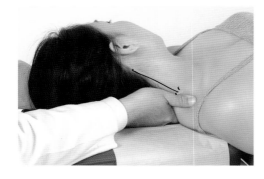

후사각근

환자의 자세

바로 눕는다.

의사의 자세

환자의 머리 부위에 서서 의사는 한 손으로 환자의 머리를 고정하고, 다른 손의 네 개 손가락은 목 뒷부분을 감싸고 엄지로 전사각근의 윗부분을 찾는다.

치료방법

· 엄지로 강한 압을 주면서 쇄골의 후면까지 천천히 쓸어간다.

· 중사각근과 후사각근은 목을 치료부위의 반대편으로 약간 회전시키고 시행하면 촉진하기 쉽다.

주의사항

후사각근은 상부승모근의 가장자리 바로 앞에서 촉진할 수 있다.

MET(Muscle Energy Technique)를 이용한 치료

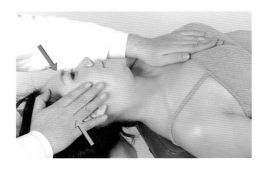

전사각근

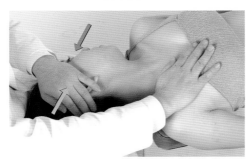

후사각근

환자의 자세

치료대 끝을 넘어 위로 머리가 나오게 바로 눕는다.

의사의 자세

환자의 머리쪽에 앉아 무릎 위에 쿠션을 두고 환자의 머리를 쿠션 위에 놓고 머리를 지지한다.

치료방법

· 환자의 목을 약간 신전하고 환측에서 멀어지는 쪽으로 측굴한다. 이때 근섬유의 방향에 따라 목의 회전 자세도 아래와 같이 달라진다.

① 후사각근 - 목을 완전히 회전하고 약간 신전시키고 등척성 수축 후 쇄골의 외측연 아래 두 번째 늑골에 접촉한 손으로 약한 신장을 가해준다.

② 중사각근 - 목을 반만 돌리고 쇄골 중심부 아래 두 번째 늑골부위를 손으로 지지한다.

③ 전사각근 - 흉골부위를 손으로 지지하고 목을 약간만 돌린다.

· 환자는 숨을 들이마시면서 머리를 들어올리고 머리를 환측으로 향하게 하고, 의사는 움직임이 일어나지 못하게 저항을 준다.

· 7~10초간 수축 후에 머리를 편하게 신전하게 유도하고, 제2늑근과 흉골에 접촉한 손은 같은 쪽 골반을 향해 사선으로 밀어준다.

주의사항

수축할 때 환자의 눈을 같은 쪽 발을 향하게 하여 근육의 수축을 증가시킬 수 있다.

3

승모근(Trapezius)

[상승모근(Upper-trapezius)]

상승모근 해부(Anatomy of upper-trapezius)

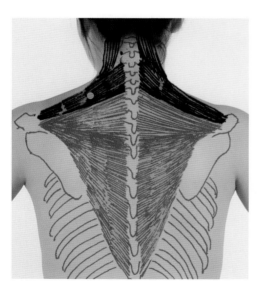

상승모근은 항중력근으로써 긴장성 두통을 일으키고 나쁜 자세, 피로, 스트레스에 의해 쉽게 자극을 받는 근육이다. 이 근육이 양측으로 작용하면 두경부를 신전하거나 양측 어깨를 들어주고 편측으로 작용하면 반대편으로의 목의 회전을 보조하고 동측 어깨를 들어준다. 또한 기립자세에서 상지의 무게를 지지해주고 이동시키는데 보조적인 역할을 한다.

기시   후두골, 항인대, 1~7번 경추의 극돌기 (Occiput, ligamentum nuchae, spinous processes
         C1~C7)

종지   쇄골 외측 1/3 지점, 견봉 (Lateral clavicle, acromion)

신경   부신경(11번 뇌신경)과 3, 4번 경신경(Accessory nerve ; Cranial Nerve XI and branches of
         C3, 4)

검사방법

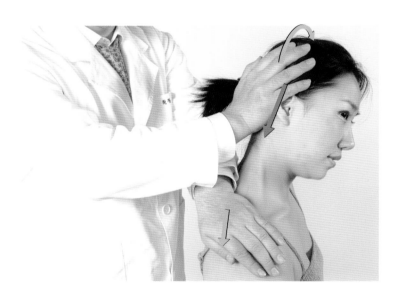

환자의 자세

양팔의 힘을 빼고 자연스럽게 앉는다.

의사의 자세

환자의 뒤에서 한 손은 환자의 어깨 위에, 다른 손은 환자의 머리 옆에 댄다.

근육 테스트

의사는 환자의 머리를 옆으로 미는 동시에 어깨를 아래로 누르고, 환자는 이에 저항한다.

근육 약화시 보상작용

근 약화시 머리와 목이 회전된다.

스트레칭 & 스프레이 & 신경근치료

환자의 자세

바른 자세로 앉는다.

의사의 자세

의사는 환자의 뒤에 서서 한 손은 머리 후측면을 잡고 다른 손으로는 견관절을 고정한다.

치료방법

1) 스트레칭

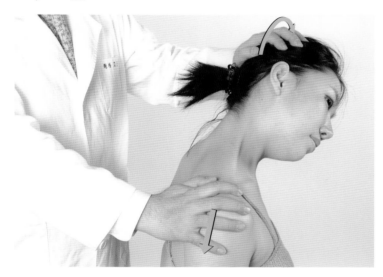

· 의사는 환자의 목을 굴곡, 건측으로의 측굴 그리고 환측으로의 회전을 시킨 자세에서 제한범위까지 스트레칭한다.

2) 신경근치료(NMT)

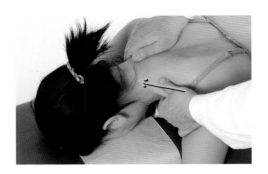

· 스트레칭된 자세에서 견봉에서 후경부를 향해 상승모근을 쓸어올리면 견봉에서 약간 올라온 지점과 하부경추 옆에서 통증유발점을 찾을 수 있다.
· 이 지점을 5초간 압박과 2초간 이완하는 것을 증상이 호전될 때까지 반복한다.

3) 스프레이 & 스트레칭

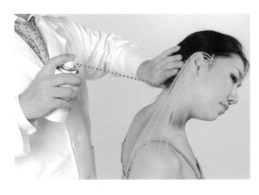 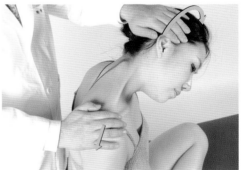

· 스트레칭된 자세에서 견봉을 지나 후두부를 향해 분사해준다.
· 이때 귀 안에 분사되지 않도록 주의해야 한다.
· 의사는 후두부에 힘을 주어 스트레칭한다.
· 10초간 스트레칭과 10초간 이완을 3회 반복한다.

4) 자가스트레칭(Self-stretching)

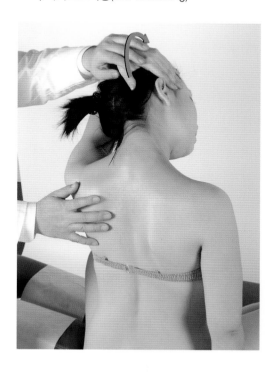

- 환자는 앉은 자세에서 환측의 손으로 의자 모서리를 잡아 견과절이 들어 올려지는 것을 방지하고 반대측 손을 머리 위로 둘러 환측의 후측면 머리에 댄다.
- 경부를 굴곡하고 반대측으로 측굴해서 같은 방향으로 회전시킨 자세를 하여 반대측 손으로 머리를 더 당겨준다.
- 10초간 스트레칭과 10초간 이완을 3회 반복한다.

STT(Soft Tissue Therapy)를 이용한 치료

[상승모근 치료 방법 1]

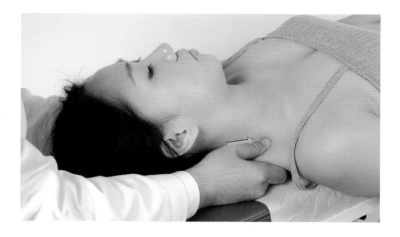

환자의 자세

환자는 치료대에 바로 눕는다.

의사의 자세

의사는 환자의 머리쪽에 앉는다.

치료방법

· 승모근을 두 손으로 각각 잡고 양손을 유동적으로 교대로 하방으로 움직인다.

· 근육이 굳은 정도에 따라 시간과 압력을 증감한다.

[상승모근 상부치료 방법 2]

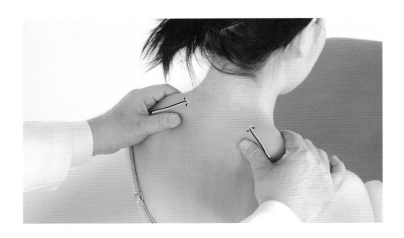

환자의 자세

의자에 앉아서 팔을 베개 위에 얹어놓아 이완시킨다.

의사의 자세

환자의 뒤에 선다.

치료방법

· 상승모근을 잡고 근육을 쥐어짜면서 엄지손가락으로 문지르듯이 근육을 들어올린다.

· 쥐고 있는 근육이 유연해질 때까지 계속 시행한다.

MET(Muscle Energy Technique)를 이용한 치료

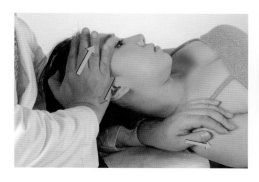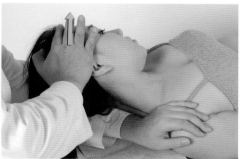

환자의 자세

치료대에 바로 눕힌다.

의사의 자세

환자의 머리쪽에 위치한다.

치료방법

· 한 손으로는 어깨를 고정하고 다른 손으로는 같은 쪽의 머리(귀, 유양돌기 부위)를
잡아서 건측으로 측굴시켜 제한장벽까지 혹은 약간 이전까지 신장한다.

· 환자는 고정한 어깨를 귀쪽으로 움직이려 하고 동시에 귀를 어깨쪽으로 움직이려
는 힘을 주는데, 노력은 아주 경미해야 하고 통증이 없어야 한다.

· 동시에 의사는 움직임이 일어나지 못하게 저항을 가하여 7~10초간 유지한다.

· 이완하여 환자의 호흡과 함께 조금 더 신장해 나가면서 새로운 장벽을 형성해 나가
는 것을 반복한다.

[중승모근(Middle-trapezius)]

중승모근 해부(Anatomy of middle-trapezius)

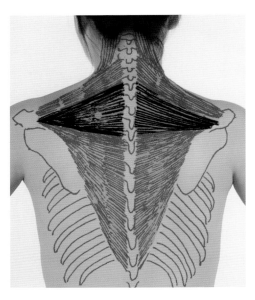

상승모근에 문제가 생겼을때 자주 수반하는 둥근등(round-back)자세와 대흉근이 단축되는 경우 중승모근은 단축되는 것이 아니라 과긴장과 약화가 생기게 된다.

기시 경추 7번 극돌기~흉추 4번 극돌기 (Spinous processes C7~T4)

종지 견갑극 (Spine of scapula)

신경 부신경(11번 뇌신경)과 3, 4번 경신경

(Accessory nerve ; Cranial Nerve XI and branches of C3, 4)

검사방법

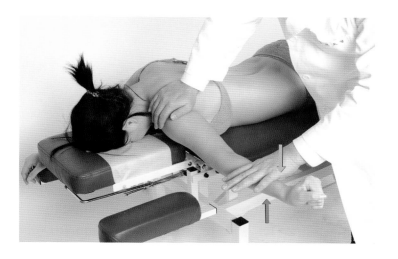

환자의 자세

엎드린 자세로 팔을 바닥과 평행하게 옆으로 뻗는다. 이때 엄지는 천장을 향하게 한다.

의사의 자세

한 손은 어깨를 고정시키고, 다른 손은 검사할 팔의 전완 부위에 댄다.

근육 테스트

의사는 환자의 팔에 힘을 가해 누르고 환자는 이에 저항하여 팔을 천장 쪽으로 들어올린다.

근육 약화시 보상작용

근 약화시 견갑골이 상승하고, 상완골이 내회전되거나 팔꿈치가 굴곡된다.

스트레칭 & 스프레이 & 신경근치료

환자의 자세

환측을 위로 하여 옆으로 눕는다.

의사의 자세

환자와 마주보고 선다.

치료방법

1) 스트레칭

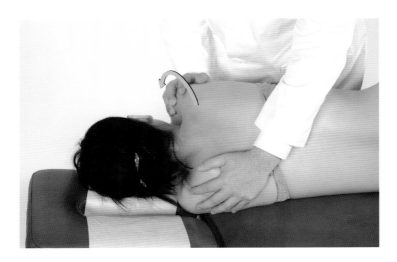

· 의사는 한 손으로 환자의 중간 흉추 부위를 고정하고 다른 손으로는 환자의 견관절을 잡아 견갑골이 외전되도록 이완시킨다.

· 환자는 상지를 수평위 내전시켜 견갑골이 외전을 더하도록 한다.

2) 신경근치료(NMT)

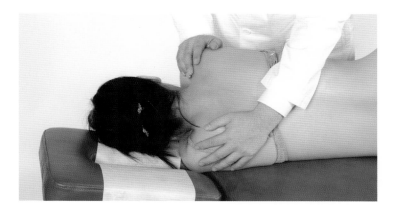

- 중승모근의 통증유발점은 수평의 주행을 따라 손가락 끝으로 촉지해나가면 느낄 수 있다.
- 이 저점을 압박하고 2초간 이완하는 것을 증상이 호전될 때까지 반복한다.

3) 스프레이 & 스트레칭

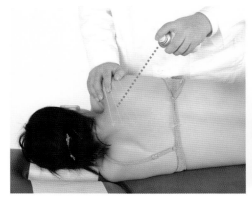 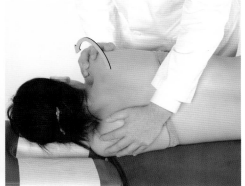

- 견봉에서 상부 흉추 부위를 따라 분사한다.
- 그리고 최대한의 스트레칭을 위해 의사는 흉추 부위를 고정하고 견갑골을 외전시키는 수동적인 힘을 가해준다.

4) 자가스트레칭(Self-stretching)

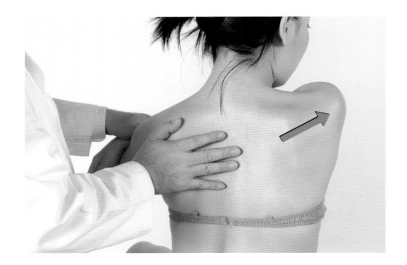

· 환자는 의자에 앉은 자세에서 등을 웅크리고 상지를 수평위 내전하여 교차시킨다.
· 반대측 전완부로 환측의 상완을 끌어당기는 힘을 10초간 주고 이완하는 것을 3회
  반복한다.

STT(Soft Tissue Therapy)를 이용한 치료

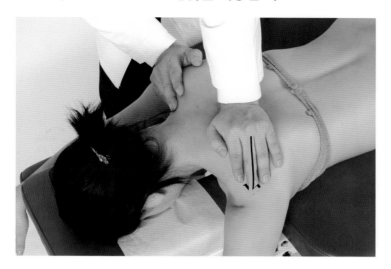

환자의 자세

환자는 치료대에 엎드려 눕는다.

의사의 자세

건측 옆에 선다.

치료방법

· 한 손으로 건측의 하부경추의 외측을 고정한다.

· 다른 손으로 의사의 체중을 실어 견갑골의 내측연을 따라 견갑골 하각으로 밀고 견
  갑골의 상연을 지나 견봉돌기까지 민다.

· 반복적으로 강한 압력을 주어 조직을 눌러준다.

MET(Muscle Energy Technique)를 이용한 치료

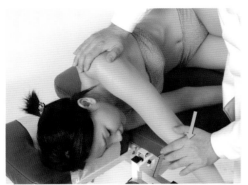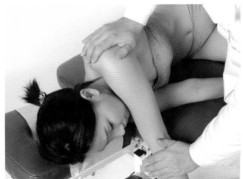

환자의 자세

환측을 위로하여 옆으로 눕는다.

의사의 자세

환자와 마주보는 방향으로 환자의 가슴쪽에 선다.

치료방법

· 환자는 치료대 가장자리 가까이에서 옆으로 누워 환측의 상지를 앞쪽으로 바닥에
  떨어뜨린다.

· 의사는 신장의 힘을 가하여 제한장벽을 찾고 환자의 상완 외측을 수평위 내전방향
  으로 압박하면서 동시에 환자에게 저항에 견디면서 견갑골을 척추방향으로 당기도
  록 지시한다.

· 7~10초간 유지한 후 환자는 이완하고, 이때 의사는 견갑골을 외전하는 수동적인 힘
  을 가해 범위를 증가시킨다.

[하승모근(Lower-trapezius)]

하승모근 해부(Anatomy of lower-trapezius)

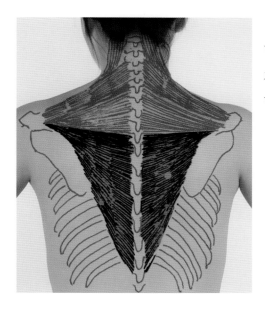

　　하승모근의 주요한 기능은 견갑골의 하방 회전과 후인(retraction) 이며, 이 역시 자세근으로 턱을 괴고 책을 보거나 전화를 받는 자세에서 영향을 받을 수 있다.

기시　　5번부터 12번까지의 흉추 극돌기 (Spinous processes T5~T12)

종지　　견갑극 (Root of spine of scapula)

신경　　부신경(11번 뇌신경)과 3, 4번 경신경

　　　　　(Accessory nerve ; Cranial Nerve XI and branches of C3, 4)

검사방법

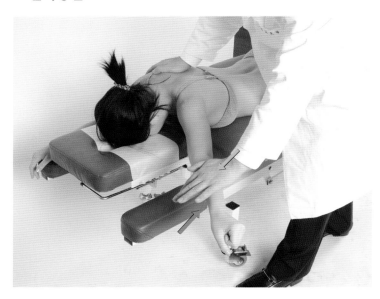

환자의 자세

엎드린 자세로 팔을 몸의 중심으로부터 150도 앞으로 뻗는다. 이때 엄지는 천장을 향하게 한다.

의사의 자세

한 손은 검사하는 반대쪽 어깨를 고정시키고, 다른 손은 검사할 팔에 댄다.

근육 테스트

의사는 환자의 팔에 힘을 가해 아래로 누르고, 환자는 이에 저항하여 팔을 천장 쪽으로 들어올린다.

근육 약화시 보상작용

근 약화시 견갑골의 외전과 상승이 일어나며, 주관절은 굴곡한다.

스트레칭 & 스프레이 & 신경근치료

환자의 자세

환자는 편한 자세로 앉는다.

의사의 자세

환자의 환측 옆에 서서 한 손은 팔을 잡고, 다른 손으로는 견갑골에 댄다.

치료방법

1) 스트레칭

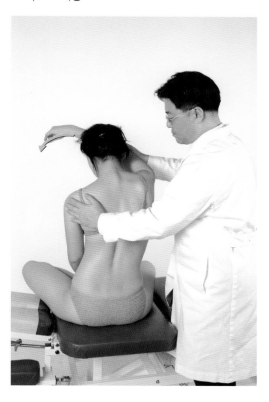

· 의사는 환자의 건측 하흉추부를 고
  정하고 치료부위 상지를 150도 정
  도 외전한 뒤 제한범위까지 내전한
  다.

2) 신경근치료(NMT)

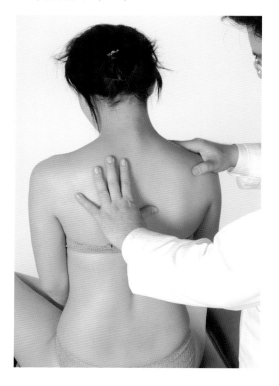

· 엄지손가락 외측 측면을 사용하여 기시부인 5~12번 흉추 극돌기에서 시작하여 종지부인 견갑극을 향해 쓸어 올라가며 통증유발점을 찾는다.
· 하승모근의 통증유발점은 척추와 견갑골 내측연 사이 또는 견갑극의 내측 아래 부분에서 촉지될 수 있다.
· 이 지점을 5초간 압박하고 2초간 이완하는 것을 증상이 호전될 때까지 시행한다.

3) 스프레이 & 스트레칭

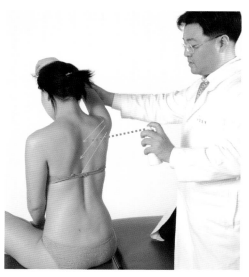
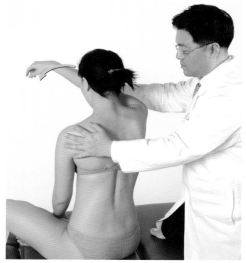

· 기시부인 5~12 흉추 극돌기에서 견봉을 따라 분사해 준다.

· 최대한 스트레칭을 위해 의사는 환자의 상지를 내전시키면서 견갑골을 상방회전시
  키는 힘을 가한다.

· 10초간 스트레칭하고 10초간 이완하는것을 3회 반복한다.

4) 자가스트레칭(Self-stretching)

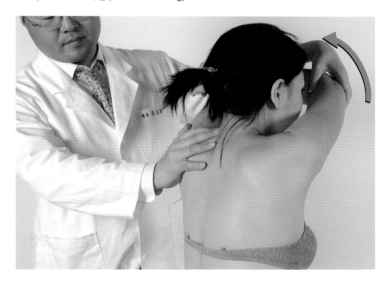

· 환자는 약간 웅크리고 앉은 자세에서 상지를 150도 외전한 상태에서 내전한다.

· 이때 반대측 손으로 환측의 근위 주관절 부위를 쥐고 당겨주면서 내전을 더 일으키
  도록 한다.

· 10초간 스트레칭과 10초간 이완을 3회 반복한다.

STT(Soft Tissue Therapy)를 이용한 치료

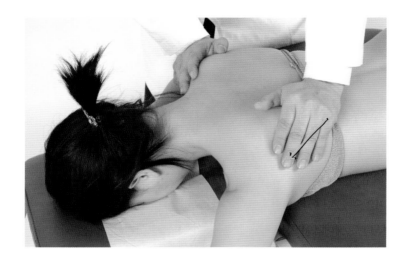

환자의 자세

치료대에 엎드려 눕힌다.

의사의 자세

환자의 옆에 선다.

치료방법

· 한 손으로 하승모근의 원위부인 견갑극을 지지한다.

· 다른 손은 환측에 둔 의사의 손바닥 둔덕(thenar)에 체중을 주어 조직을 지긋이 압박하면서 하부흉추에서 견갑극을 향해 밀어 올린다.

MET(Muscle Energy Technique)를 이용한 치료

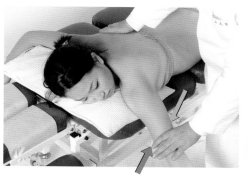 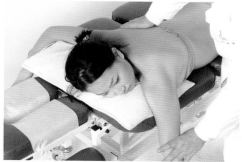

환자의 자세

침대 가장자리 가까이에서 엎드려 눕는다.

의사의 자세

환측의 흉부 위치에서 대각선 머리 방향으로 선다.

치료방법

· 엎드린 환자의 상지를 천천히 외전시키면서 견갑골의 상방회전이 일어남을 확인한다.

· 135도 지점에서 수평위 내전을 시키는 힘을 가하고 환자는 이에 저항하도록 한다.

· 7~10초간 유지한 후 이완한다.

· 견갑골의 상방회전이 더 이상 진전이 없을 때까지 반복 시행한다.

4

흉쇄유돌근(Sternocleidomastoid)

흉쇄유돌근 해부(Anatomy of sternocleidomastoid)

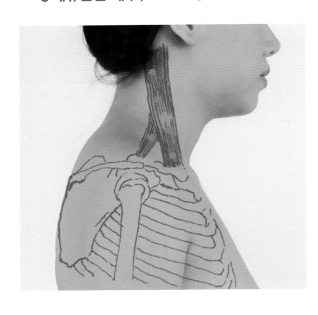

흉쇄유돌근(SCM)은 목의 전, 내, 표층에 위치한 흉골 부분과 후, 외, 심부에 위치한 쇄골 부분으로 구성되어 있어 머리와 목을 굴곡시키고, 한쪽만 작용하면 같은 쪽으로의 측굴과 반대쪽으로의 회전을 일으키는 근육이다. 이 근육의 통증점이 유발되면 목으로 방사하지 않고 주로 안면 및 두개의 통증을 일으키는데, 비전형적인 안면신경통, 긴장성 두통 및 경부통으로 진단될 수 있다. 습관적인 나쁜 자세로 인해 흉쇄유돌근의 단축과 만성적 증상을 일으키고, 특히 높은 베개는 단축을 유발시킬 수 있음을 유의해야 한다. 뒷목만 아픈 경우에도 앞쪽의 흉쇄유돌근의 긴장도를 반드시 검사해 보아야 하고, 특히 상부경추 문제가 있는 경우 치료에 반드시 포함시켜야 한다.

기시	흉골병, 쇄골내측 (Manibrium of sternum, medial clavicle)
종지	유양돌기 (Mastoid process)
신경	부신경 (Accessory nerve)

검사방법

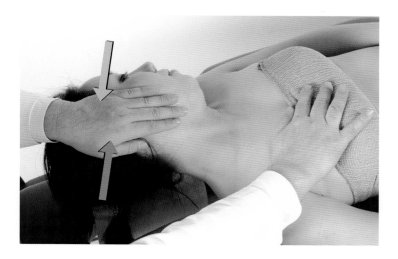

환자의 자세

천장을 보고 누운 자세에서 머리를 옆으로 돌리고 목을 약간 굴곡시킨다.

의사의 자세

한 손은 환자의 흉곽을 눌러 고정시키고, 다른 손은 환자의 머리 측면에 댄다.

근육 테스트

환자는 목에 힘을 주어 천장을 바라보고 의사는 이에 저항한다.

스트레칭 & 스프레이 & 신경근치료

환자의 자세

목과 머리가 치료대 가장자리의 밖에 위치하게 바로 눕는다.

의사의 자세

환자의 머리쪽에 앉아서 의사의 무릎 또는 쿠션으로 환자의 머리를 지지한다.

치료방법

1) 스트레칭

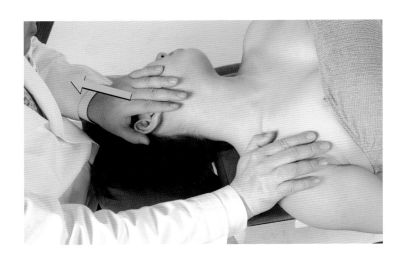

· 근육의 두 가지 주행방향에 따라 아래와 같이 제한지점까지 스트레칭시킨다.
　① 흉골부분에 대한 스트레칭 : 목을 신전, 반대쪽으로의 측굴, 같은 쪽(환측)으로 회
　　전을 시킨다.
　② 쇄골부분에 단독 스트레칭 : 목을 신전, 반대쪽으로의 측굴, 반대쪽(건측)으로 회
　　전을 시킨다.

2) 신경근치료(NMT)

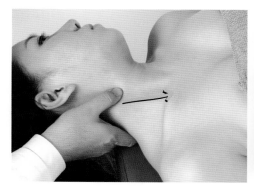

흉골부분의 흉쇄유돌근 NMT

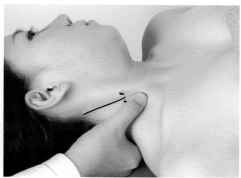

쇄골부의 흉쇄유돌근 NMT

· 한 손으로 후두부를 견고히 지지하면서 머리를 치료하고자 하는 반대 방향으로 약간 회전하고 굴곡하여 흉골부분의 흉쇄유돌근을 이완시킨다.

· 치료하고자 하는 부위에 엄지와 시지의 측면 또는 시지와 중지를 사용하여 유양돌기에서 가까운 쪽의 흉쇄유돌근을 잡는다.

· 압통점을 찾으면서 아래로 내려가면서 근육을 압박해준다.

· 압통점이 있는 지점에서 손가락의 압력을 더 강하게 주어 5초 정도 유지한 후 2~3초간 이완을 반복한다.

· 근육이 이완될 때까지 반복해주고 쇄골부분의 흉쇄유돌근도 같은 방법으로 시행한다.

3) 스프레이 & 스트레칭

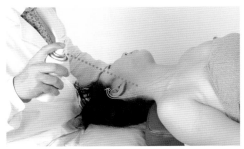 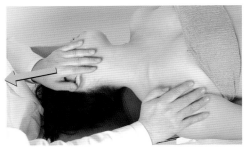

· 신경근치료 후 더 신장된 흉쇄유돌근을 쇄골 또는 흉골 부위에서 시작하여 유양돌
  기와 후두부를 따라 분사시킨다.
· 분사 후 근육을 더 수동적으로 신장하여 10초간 유지하고 이완함을 3회 반복하여
  준다.

4) 자가스트레칭(Self-stretching)

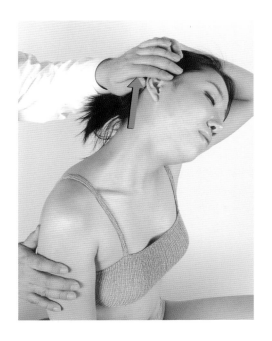

팔을 손등이 위를 향하게 하면서
후방으로 민다.

STT(Soft Tissue Therapy)를 이용한 치료

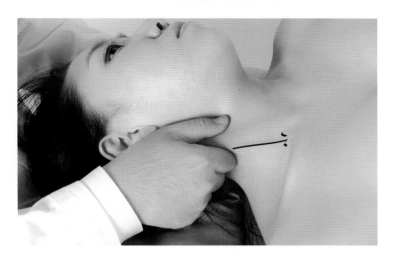

환자의 자세

치료대에 바로 눕힌다.

의사의 자세

환자의 머리쪽에 앉는다.

치료방법

· 한 손으로 환자의 후두부를 가볍게 잡고 치료하고자 하는 근육의 반대 방향으로 환
  자의 머리를 회전시키고 다른 손의 엄지손가락 끝을 유양돌기 위에 둔다.

· 강한 압을 가하면서 근육의 주행방향을 따라 움직인다.

· 압통점이 있는 지점에서는 압력을 계속 주면서 이완될 때까지 유지한다. 또는 5초
  간 압박, 2초간 이완을 통증이 경감될 때까지 반복한다.

· 엄지손가락 대신 나머지 네 손가락을 사용해도 된다.

MET(Muscle Energy Technique)를 이용한 치료

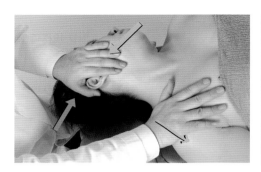 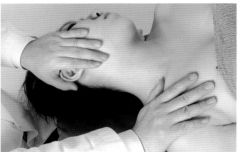

환자의 자세

사각근을 치료할 때와 마찬가지로 바로 누워서 환자의 머리를 치료대 가장자리를 넘어 의사의 무릎 위에 둔다.

의사의 자세

환자의 머리쪽에 앉아 무릎 위에 쿠션을 두고 머리를 지지한다.

치료방법

· 환자는 머리를 돌려 천장을 바라보려 하고, 의사는 환자의 머리 측면에 저항을 가한다.

· 7~10초 동안 등척성 수축을 한 후 이완하면서 숨을 내쉬게 한다.

· 숨을 내쉬는 동안 의사는 환자의 머리를 제한장벽을 지나 회전시키며, 새로운 제한장벽을 찾는다.

어깨 근육

1

삼각근(Deltoid)

삼각근 해부(Anatomy of deltoid)

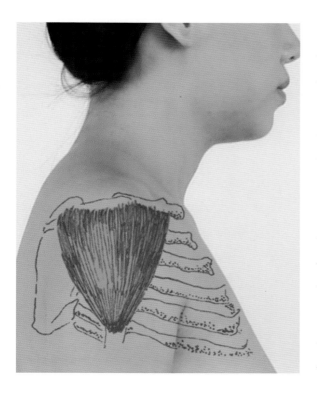

견갑·상완 리듬시 견과절의 운동과 견갑골 회전은 2 : 1의 비율로 견갑골 외전때 작용한다. 전·중·후 삼각근의 동시 수축시 강한 외전운동이 나타난다. 전삼각근은 어깨의 굴곡과 수평내전에 관여하고, 중삼각근은 외전에, 후삼각근은 견관절 신전과 수평외전에 관여하며, 손을 둔부 쪽 혹은 그 이상으로 움직일 때 작용한다.

손을 얼굴로 가져가는 동작은 전거근과 전삼각근이 동시에 작용시 가능하다. 투구 동작시에는 전삼각근이, 테니스 서비스에서는 중삼각근의 작용이 크다. 삼각근 통증은 어깨를 움직일 때 주로 통증을 호소하며 안정시에도 가끔 통증을 느끼는 경우도 있다.

방사통은 전삼각근은 어깨를 전면과 중간에, 후삼각근은 어깨 중간과 후면에 있으며 전완까지 내려가지 않는다. 팔꿈치를 펴고 어깨를 외전시에 엄지손가락을 위로하고 올렸을 때 통증이 나타나면 전삼각근에 문제가 있을 가능성이 많고, 엄지손가락을 아래로 하고 올렸을 때 통증이 나타나면 후삼각근에 문제가 있을 가능성이 크다.

전삼각근(Anterior-deltoid)

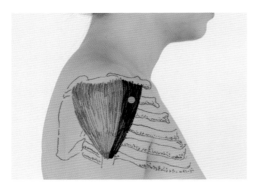

기시	쇄골외측 1/3 앞면과 윗면(Anterior border and superior surface of lateral third clavicle)
종지	상완골 외측 중간의 삼각근 조면 (Deltoid tuberosity on middle of lateral side of humerus)
신경	액와신경-5, 6번 경신경 (Axillary nerve-C5, 6)

검사방법

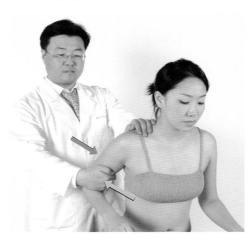

환자의 자세

앉은 자세에서 주관절을 90도 굴곡한다. 이때 전완은 중립을 유지한다.

의사의 자세

환자의 환측 뒤에 서서 한 손은 환자의 견봉 위에 올려놓아 견갑골을 고정시키고, 다른 손은 환자의 주관절 앞쪽을 잡는다. 손을 주관절 바로 위쪽에 놓아 팔의 전면부와 상완이두근 부분을 감싸준다.

근육 테스트

의사는 환자에게 상완을 위로 올리도록 하고, 의사는 반대 방향으로 저항을 준다.

근육 약화시 보상작용

근 약화시 어깨가 내회전되며 몸 전체를 앞으로 굽히려 할 것이다.

스트레칭 & 스프레이 & 신경근치료

환자의 자세

정면을 주시하고 편안하게 앉는다.

의사의 자세

환자의 환측에 선다.

치료방법

1) 스트레칭

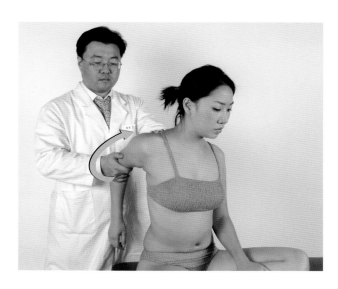

· 환자의 환측 팔을 30도 정도 외전시킨후 수평외전한다.

2) 신경근치료(NMT)

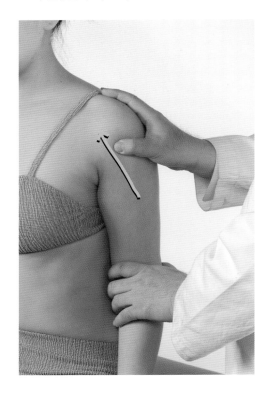

· 환측 삼각근을 가볍게 움켜쥐고서 견봉 전면에서부터 압통점이나 단단한 띠를 찾으며 촉진한다.
· 삼각근을 촉진하여 상완와관절의 전면부에 위치한 통증유발점을 5초간 압박하고 3초간 이완을 통증이 경감될 때까지 반복 시행한다.

3) 스프레이 & 스트레칭

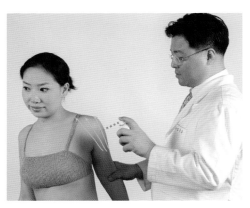
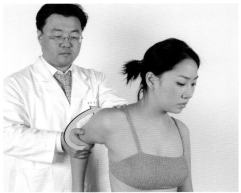

· 환측 팔을 90도까지 외전, 외회전시킨 후 상완골두에서 종지부까지 분사한 다음 등
  쪽으로 최대한 신장한다.
· 10초간 신장상태를 유지한 후 이완을 3회 반복한다.

4) 자가스트레칭(Self-stretching)

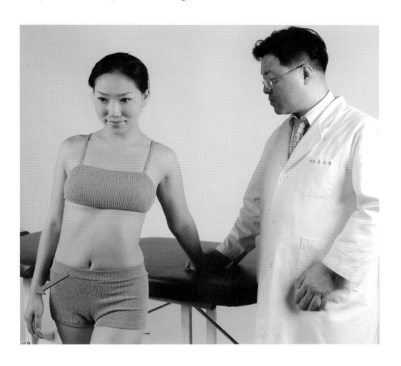

· 환자는 조금씩 전진하고 상체를 낮추면서 팔을 치료대 위에서 손등이 위를 향하게
  하면서 후방으로 민다.

STT(Soft Tissue Therapy)를 이용한 치료

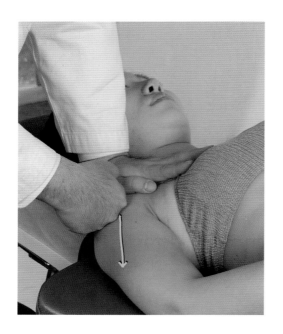

환자의 자세

환자는 치료대에 바로 눕는다.

의사의 자세

의사는 환자의 환측 머리 부분에 선다.

치료방법

엄지손가락, 중수지절 또는 손끝을 이용하여 전삼각근이 기시하는 내측연 가장 상부측에서부터 종지부까지 압박을 준 상태에서 쓸어 내린다.

MET(Muscle Energy Technique)를 이용한 치료

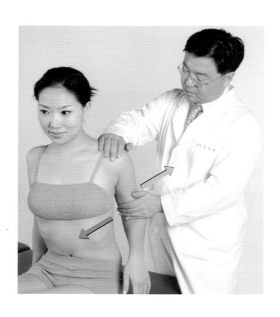

환자의 자세

환자는 앉은 자세에서 주관절을 90도 굴곡한다.

의사의 자세

의사는 환자 뒤에 서서 한 손으로 환자의 주관절 위를 잡고 다른 손으로는 어깨를 고정한다.

치료방법

· 환자의 팔을 제한장벽이 느껴지는 부분까지 후방으로 신장시킨다.

· 환자에게 자신이 사용할 수 있는 근력의 20% 정도만 사용하여 수축하도록 하고, 의
  사는 이에 맞춰 저항을 준다.
· 7~10초간 수축을 유지한다. 힘을 완전히 빼게 한 후 환자에게 심호흡을 하게 한다.
· 이 동작을 반복하고, 처음 장벽을 지나 새로운 장벽이 느껴지는 범위까지 천천히 신
  장한다.

중삼각근(Medial-deltoid)

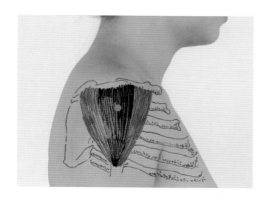

기시 견봉의 외측 가장자리와 윗면 (Lateral and superior surface of acromion)

종지 상완골 외측 중간의 삼각근 조면 (Deltoid tuberosity on middle of the lateral side of humerus)

신경 액와신경-5, 6번 경신경 (Axillary nerve - C5, 6)

검사방법

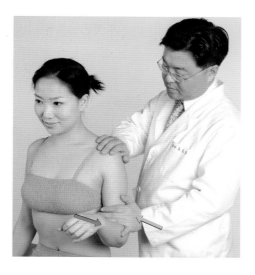

환자의 자세
앉은 자세에서 주관절을 90도 굴곡한다.
의사의 자세
환자의 뒤에 서서 한 손은 환자의 어깨를 고정시키고, 다른 손은 환자의 주관절 외측을 잡는다.
근육 테스트
환자에게 팔을 외전시키고 의사는 이에 저항한다.

근육 약화시 보상작용

근 약화시 몸 전체가 검사받는 반대 방향으로 외측굴곡하거나 검사 받는 쪽의 어깨가 올라가게 된다.

주의사항

환자의 손은 중립위치에 있어야 한다.

스트레칭 & 스프레이 & 신경근치료

환자의 자세

정면을 보고 앉는다.

의사의 자세

환자의 환측 옆에 선다.

치료방법

1) 스트레칭

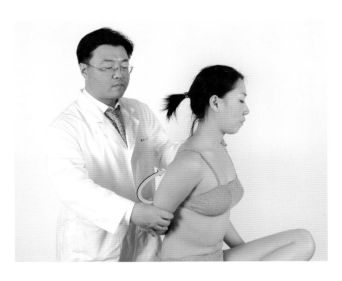

· 환측 견관절을 조금 신전하여 등뒤에서 내전시킨다.
· 의사는 환자의 상완 외측을 잡고 수동적인 힘을 가하여 제한지점을 찾는다.

2) 신경근치료(NMT)

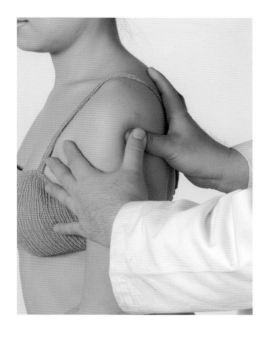

- 견봉하부 측면을 따라서 내려오면 압통점이나 단단한 띠가 느껴지는 부분을 촉진하여 찾는다.
- 압통점이나 단단한 띠가 느껴지는 부분을 5초간 가볍게 압박하고, 2~3초간 이완한다.
- 통증이 감소하거나 단단한 띠가 풀어지는 느낌이 들 때까지 반복 시행한다.
- 중삼각근의 통증유발점은 견봉 바로 아래 극상근 건이 붙는 부착부의 아래에 위치한다.
- 촉지가 어려울 경우 팔을 90도 외전시키면 극상근은 견봉 아래로 들어가 보호되기 때문에 구분하여 촉진할 수 있다.

3) 스프레이 & 스트레칭

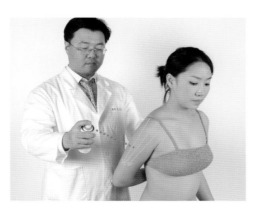 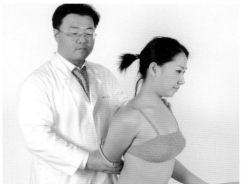

· 환측 팔을 건측 어깨 방향으로 스트레칭한 후 분사한다.

· 분사 후 조금더 신장한 상태를 10초간 유지한다.

· 완전히 신장된 동작을 3회 반복한다.

※ **주의사항** : 시작 부분을 강하게 압박하면 가슴 부분에 통증이 나타날 수 있으므로 조심해야 한다.

4) 자가스트레칭(Self-stretching)

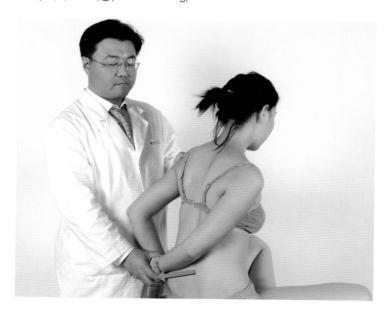

· 환자는 등 뒤에서 건측 손으로 환측의 손목을 잡아서 건측 방향으로 당겨준다.

· 이때 견관절이 내전되면서 중삼각근이 스트레칭되며 10초간 유지, 이완을 3회 이상 반복한다.

STT(Soft Tissue Therapy)를 이용한 치료

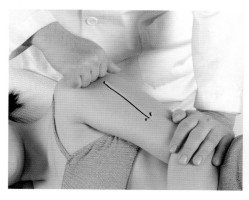 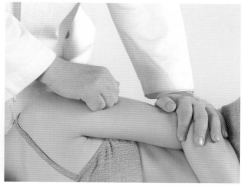

환자의 자세

환자는 치료하고자 하는 부분이 위로 오게 치료대에 옆으로 눕는다.

의사의 자세

의사는 치료하고자 하는 측의 머리 부분에 선다.

치료방법

중수지절이나 손끝을 이용하여 기시부인 견봉외측부터 종지부까지 압박을 유지하여 쓸어 내린다.

MET(Muscle Energy Technique)를 이용한 치료

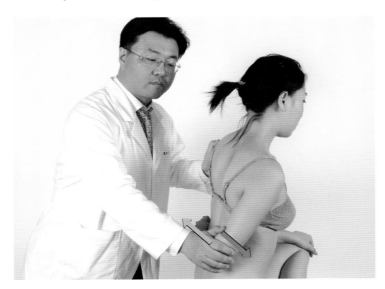

환자의 자세

환자는 앉은 자세에서 팔꿈치를 직각으로 구부린다

의사의 자세

의사는 환자 뒤에 서서 환자의 팔꿈치 위를 감싸쥔다.

치료방법

· 환자의 팔을 후방으로 내전시키고 제한장벽까지 환자의 팔을 신장시킨다.

· 환자에게 자신이 사용할 수 있는 근력의 10~20% 정도만 사용하여 수축하도록 하고, 의사는 이에 맞춰 저항을 준다.

· 7~10초간 수축을 유지한다. 힘을 완전히 빼게 한 후 환자에게 심호흡을 하게 한다.

· 이 동작을 반복하고 새로운 장벽이 느껴지는 범위까지 천천히 신장한다.

후삼각근(Posterior-deltoid)

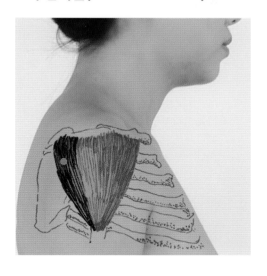

기시 골극 - 견갑골극 아랫면의 내측연
(Posterior border of spine of scapula)

종지 상완골 외측 중간의 삼각근 조면
(Deltoid tuberosity on middle of the
lateral side of humerus)

신경 액와신경-5, 6번 경신경 (Axillary nerve
- C5, 6)

검사방법

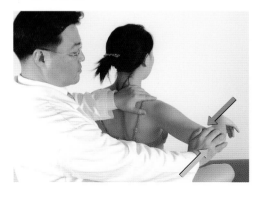

환자의 자세

앉은 자세에서 견관절과 주관절이 각각
90도가 되게 구부린다.

의사의 자세

검사하려는 측에 서서 한 손은 환자의
견관절에 고정시키고, 다른 손은 환자의 주
관절 부위에 댄다.

근육 테스트

환자는 주관절을 위로 밀도록 하고 의사는 이에 저항한다.

근육 약화시 보상작용

근 약화시 어깨의 외측회전 또는 어깨가 상승된다.

스트레칭 & 스프레이 & 신경근치료

환자의 자세
정면을 보고 앉는다.
의사의 자세
환자의 옆에 선다.

1) 스트레칭

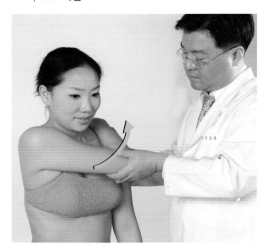

· 환자의 팔을 30도 정도 외전시켜 약간의 긴장을 준다.

2) 신경근치료(NMT)

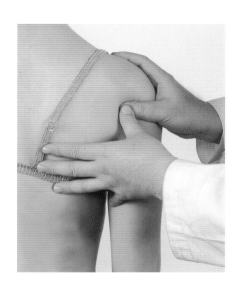

· 견갑골극에서 상완골의 삼각근 조면까지 약간의 압을 주며 촉진한다.
· 통증이 느껴지는 압통점을 5초간 압박하고 2초간 이완하는 것을 통증이 경감될 때까지 반복 시행한다.
· 압통점은 후삼각근 후면 끝에서 2cm 하방에 위치한다.

3) 스프레이 & 스트레칭

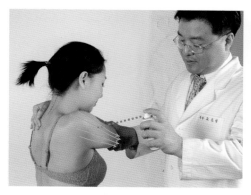 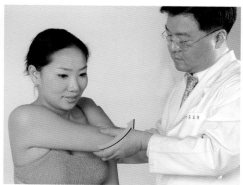

· 환측 팔을 건측 어깨 방향으로 스트레칭한 후 분사한다.

· 분사 후 조금더 신장한 상태를 10초간 유지한다.

· 완전히 신장된 동작을 3회 반복한다.

※ **주의사항 :** 시작 부분을 강하게 압박하면 가슴 부분에 통증이 나타날 수 있으므로 조심해야 한다.

4) 자가스트레칭(Self-stretching)

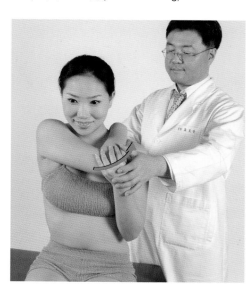

· 환측 손을 건측 어깨에 올려놓은 다음 건측 손으로 환측 팔꿈치를 잡고 몸쪽으로 당기면서 스트레칭시킨다. 10초간 유지한 후 이완한다.

STT(Soft Tissue Therapy)를 이용한 치료

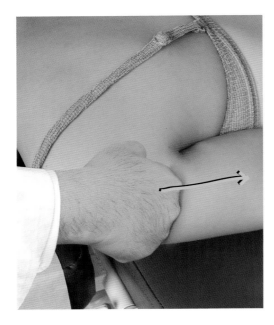

환자의 자세

환자를 치료대에 엎드려 눕힌다.

의사의 자세

의사는 환자의 머리측에 서고 한 손으로는 검사하려는 반대쪽 견갑골을 고정한다.

치료방법

의사는 견갑골 하부면부터 종지부까지 중수지절이나 손끝으로 압박을 주면서 쓸어 내린다.

MET(Muscle Energy Technique)를 이용한 치료

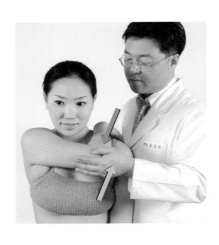

환자의 자세

환자는 앉은 자세에서 환측 손을 건측 어깨 위에 둔다.

의사의 자세

의사는 환자의 건측 옆에 서서 한 손은 환자의 환측 팔꿈치를 잡는다.

치료방법

· 환자의 환측 팔을 제한장벽이 느껴지는 부분까지 신장한다.

· 환자에게 20% 정도의 힘을 이용하여 반대측으로 등척성 수축을 유도한다.

· 5~10초간 수축을 유지한 다음 환자에게 완전히 힘을 빼게 하고 심호흡을 하게 한다.

· 새로운 제한장벽이 느껴지는 부분까지 신장한다.

2

광배근(Latissimus dorsi)

광배근 해부(Anatomy of Latissimus dorsi)

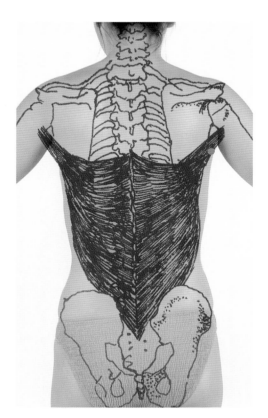

　광배근은 어깨의 신전시 주로 작용하며 어깨를 내전시키며 내회전시 보조하는 역할을 한다. 광배근의 상부 1/3이 수축하면 팔을 내전시킴과 동시에 견갑골을 뒷면으로 수축시키며 양쪽이 함께 수축하면 흉추를 신전한다. 하부 1/3이 수축하면 어깨를 아래로 잡아당기고 팔을 신전한다. 광배근은 전상방으로 반복적으로 팔을 뻗거나 손에 무거운 물건을 들고 머리 위에서 움직이는 동작 등을 할 때 많이 손상을 받는다.

기시	6번 흉추에서 장골능까지의 흉요건막 (Thoracolumber aponeurosis from T6 to iliac crest)
종지	상완골의 이두근구 (Bicipital groove of humerus)의 내측순
신경	흉배신경 (Thoracodorsal nerve - C6~8)

검사방법

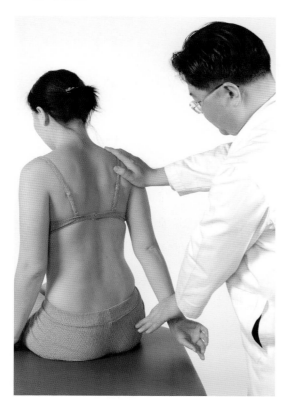

환자의 자세

앉은 자세에서 팔을 자연스럽게 내리고 내회전시켜 손바닥이 뒤쪽을 향하게 한다.

의사의 자세

의사는 환자의 측면에 서서 한 손은 환자의 어깨를 고정시키고, 다른 손은 환자의 손목 부위에 댄다.

근육 테스트

환자는 팔을 뒤로 미는 방향으로 힘을 가하고 의사는 이에 저항한다.

근육 약화시 보상작용

근 약화시 팔꿈치가 굴곡되고 어깨가 상승되며 몸통이 반대쪽으로 측굴된다.

스트레칭 & 스프레이 & 신경근치료

환자의 자세

환측이 위로 향하도록 옆으로 눕는다

의사의 자세

환자의 환측 어깨 부분에 선다.

치료방법

1) 스트레칭

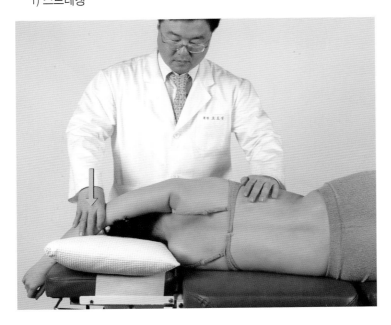

· 환측 어깨를 굴곡, 외전, 외회전시켜 신장한다.

2) 신경근치료(NMT)

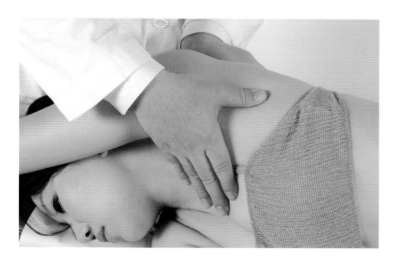

· 근육을 부드럽게 촉진하다가 통증을 유발시키는 부분을 가볍게 5초간 압박한다.

· 압박 후 2~3초간 이완하고 같은 동작을 통증이 경감될 때까지 반복한다.

· 광배근의 압통점은 상완결절구 바로 안쪽 상완골 내측 전면부과 견갑골 하각 옆 2~3cm에 위치한다.

3) 스프레이 & 스트레칭

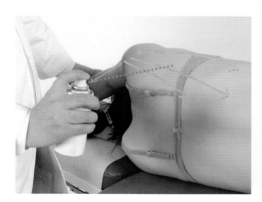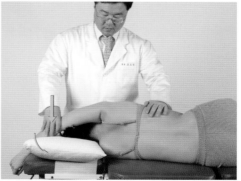

· 통증 혹은 장벽이 느껴지는 부분까지 신장한 다음 분사를 한다.

· 분사 후 통증이나 장벽이 느껴지는 부분을 지나 완전히 신장하고 10초간 자세를 유지한다.

· 완전히 신장된 동작을 3회 반복한다.

4) 자가스트레칭(Self-stretching)

환자는 머리 위로 상지를 들어 올린 상태에서 건측 손으로 환측의 주관절을 잡아서 외전, 외회전되도록 잡아 당긴다.

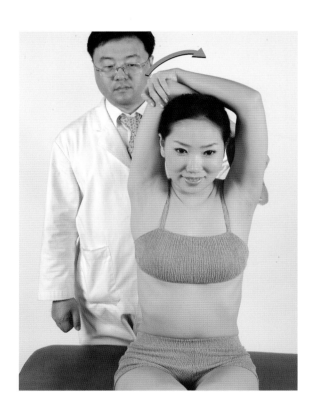

STT(Soft Tissue Therapy)를 이용한 치료

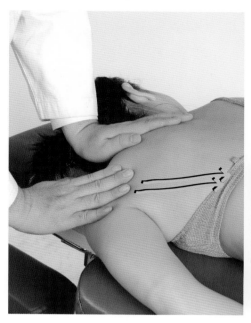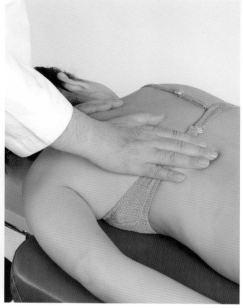

환자의 자세

치료대에 엎드려 눕는다.

의사의 자세

환자의 치료하고자 하는 측의 머리 부분에 서서 한 손은 어깨를 고정하고, 다른 한 손은 액와에 둔다.

치료방법

- 의사는 손바닥, 중수지절 혹은 손끝으로 액와 아래 견갑골 외각에서 장골능까지 약간의 압박을 가하며 쓸어 내린다.
- 반복적으로 하면서 내측으로 이동한다.

MET(Muscle Energy Technique)를 이용한 치료

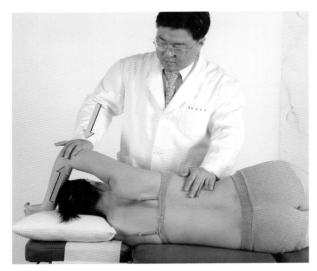

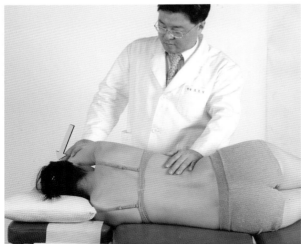

환자의 자세

환자는 환측이 위로 오도록 옆으로 눕는다.

의사의 자세

의사는 환자의 뒤쪽 머리부분에 서서 한 손으로 외측 흉벽을 고정하고 다른 손으로 환자의 팔꿈치를 잡는다.

치료방법

· 환자의 팔을 천천히 제한 장벽에 이르도록 외전시킨다.

· 환자에게 10~20%의 힘만 이용하여 내전하도록 하고 이에 저항한다.

· 환자에게 힘을 완전히 빼게 한 후 심호흡을 시킨다.

· 2번째 숨을 내쉴 때 처음 장벽을 지나 다음 장벽까지 신장한다.

3

극상근(Supraspinatus)

극상근 해부(Anatomy of supraspinatus)

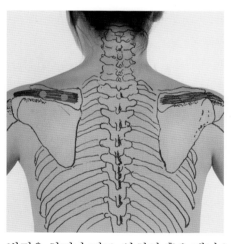

극상근은 어깨를 외회전시키며 상완골두를 견관절와 안쪽으로 당겨 외전시 하방으로 전위되는 것을 방지한다. 손상을 받았을 경우 어깨 주위에 심부통이 나타나며 움직임에 제한이 나타날 수 있다. 가만히 있을 때에도 둔한 통증을 느끼며 팔을 외전할 때 방사통이 심하게 나타난다. 극상근이 긴장되면 상완골두가 견관절와 내에서 정상적으로 움직일 수가 없어서 어깨 주변에서 소리나 탄발음이 생기기도 한다.

빗질을 하거나 면도, 양치질 혹은 테니스 서비스 등과 같이 팔을 드는 동작시 통증이 생겨 움직임을 제한한다. 방사통은 심부통이 삼각근 부분에 주로 나타나고 팔을 타고 내려가 전완까지 방사되기도 한다. 경우에 따라 외측상과에 심한 통증이 느껴지는 때도 있는데 이는 극하근과 구별할 수 있는 특징이 되기도 한다. 물건을 들고 옮길 때, 어깨 높이 혹은 어깨보다 높이 팔을 뻗은 상태에서 물건을 옮기는 동작 등을 반복할 때 손상받기 쉽다.

기시	견갑골의 극상와 내측 2/3 (Medial two-thirds of supraspinous fossa)
종지	상완골의 대결절 (Greater tubercle of humerus)
신경	견갑상신경-5, 6 경신경 (Suprascapular nerve-C5,6)

검사방법

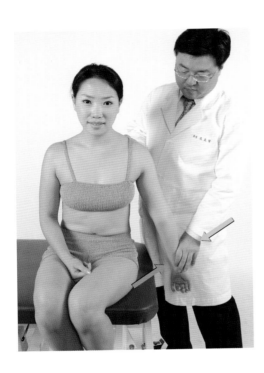

환자의 자세

앉거나 선 자세로 견관절을 15도 외전하고, 전완을 외회전시킨다.

의사의 자세

환자의 환측 뒤에 서서 한 손은 환자의 어깨를 고정시키고, 다른 손은 환자의 손목 부위에 댄다.

근육 테스트

환자는 팔을 외전시키는 쪽으로 힘을 주고 의사는 그 힘에 저항한다.

근육 약화시 보상작용

근 약화시 팔꿈치가 굴곡되고 어깨가 상승되며 몸통이 반대쪽으로 측굴된다.

스트레칭 & 스프레이 & 신경근치료

환자의 자세

앞을 보고 치료대에 바른 자세로 앉는다.

의사의 자세

환자의 등 뒤에 선다. 환자의 환측 견관절을 등뒤로 내전, 내회전시킨 뒤 한 손은 손목을, 다른 손은 어깨를 고정한다.

치료방법

1) 스트레칭

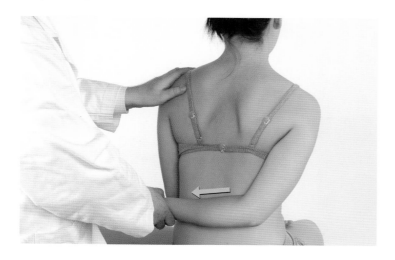

· 환자의 손목을 좀더 내전시키며 스트레칭하여 10초간 자세를 유지한 후 이완한다.

· 환자의 팔을 등 뒤로 돌려 손끝이 건측 견갑골 하각을 향하도록 통증이 느껴지기 전까
  지 스트레칭한다. 3~5회 같은 동작을 반복한다.

※ **주의사항**: 회선근건의 파열이 의심되면 과도한 스트레칭을 시행해선 안된다.

2) 신경근치료(NMT)

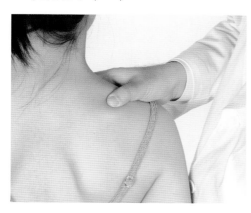 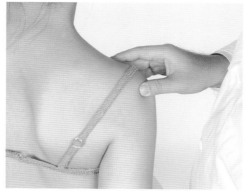

· 견갑골의 극상와에서부터 압통점이나 단단한 띠가 느껴지는 부분을 촉진하여 엄지
손가락으로 5초간 압력을 가하고 2~3초간 이완하는 동작을 통증이 감소되거나 단
단한 띠가 풀어질 때까지 반복한다.
· 압통점은 극상근의 근복부나 견봉쇄관절 후면 바로 안쪽에 있는 극상근건 접합부
에 있다.

3) 스프레이 & 스트레칭

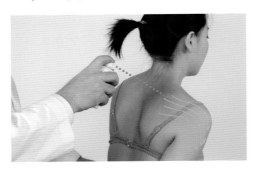 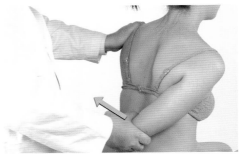

· 환자의 견관절을 등 뒤로 내전, 내회전시킨 상태에서 견갑골의 극상와에서부터 상
완까지 스프레이를 분사한다.
· 스프레이 후 환자의 견관절을 좀 더 등 뒤로 내전, 내회전시킨 후 10초간 자세를 유
지하고 이완을 3회 이상 반복한다.

4) 자가스트레칭(Self-stretching)

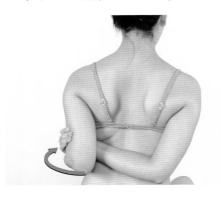

환측 팔을 등뒤로 내전, 내회전하여 건
측 팔꿈치를 잡는다.
건측 팔을 앞으로 굴곡하여 10초간 자세
를 유지하고 이완하는 것을 반복한다.

STT(Soft Tissue Therapy)를 이용한 치료

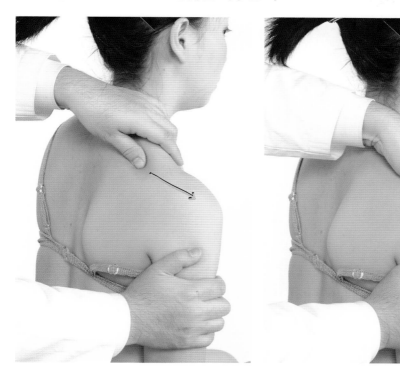

환자의 자세

의자에 앉는다.

의사의 자세

환자의 등을 바라보고 선다.

치료방법

· 극상와 내측부터 견봉 쇄관절까지 엄지로 지긋이 압박하여 쓸어 내리고 견봉돌기
  에서 극상근 내측 부착지 방향으로 심부를 압박한다.

· 극상근에 만성 통증이 있는 환자는 근육결의 수직방향으로 문지른다.

MET(Muscle Energy Technique)를 이용한 치료

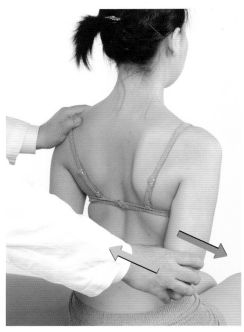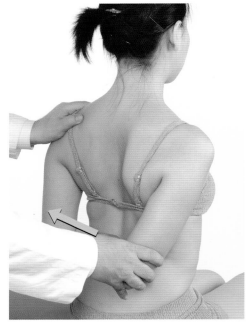

환자의 자세

앞을 보고 바른 자세로 치료대에 앉는다.

의사의 자세

환자의 등 뒤에 서서 환자의 환측 팔을 등 뒤로 내전, 내회전시켜 한손은 주관절을 잡고, 다른 손은 건측 어깨를 고정한다.

치료방법

· 환자의 팔을 장벽이 느껴지는 부분까지 내전시킨다.

· 환자에게 자신이 사용할 수 있는 근력의 20% 정도만 사용하여 수축하도록 하고 이에 맞춰 저항을 준다.

· 7~10초간 수축을 유지한 후 힘을 완전히 빼게 한다.

· 환자에서 심호흡을 하게 한 후 처음 장벽을 지나 새로운 장벽이 느껴지는 범위까지 천천히 신장한다.

4

극하근(Infraspinatus)

극하근 해부(Anatomy of Infraspinatus)

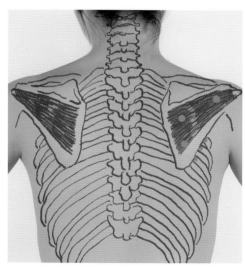

극하근은 어깨를 외회전시키며 상완골두가 견관절와에 안정되게 고정시킨다. 극하근에 문제가 생기면 어깨의 피로를 쉽게 느끼며 주먹을 쥐는 힘이 약해지며 어깨의 가동성이 줄어든다. 어깨 전면 안쪽으로 통증이 심하게 나타나며 환측 어깨를 아래로 하여도 압통점이 압박되어 통증이 유발되고, 경우에 따라 환측을 위로하고 누워도 팔이 아래로 처지면서 근육이 과도하게 늘어나 통증이 나타나기도 한다.

방사통은 팔의 전외측을 타고 내려가 전완과 손의 요골측에 나타나며 때론 손가락까지 방사한다. 극하근은 근육에 많은 과부하 스트레스를 받을 때 주로 손상되며 근육길이에 비해 무리하게 팔을 뻗을 때 중심을 잡기 위해 팔을 뒤로 뻗어 무언가를 움켜잡으려할 때 통증이 나타난다. 목디스크 환자에서는 대부분 극하근에 통증이 있게 되므로 목디스크에 의해 팔저림증이 있는 환자에서는 반드시 극하근을 점검해야 한다.

기시	견갑골의 극하와 (Infraspinous fossa of humerus)의 내측 2/3
종지	상완골 대결절 (Greater tubercle of humerus)의 후면
신경	견갑상신경 (Suprascapular nerve-C5, 6)

검사방법

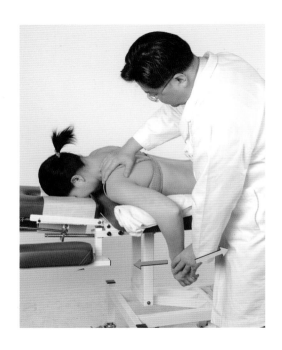

환자의 자세

엎드린 상태에서 견관절을 90도 외전, 주관절 90도 굴곡시켜 전완을 치료대 밖으로 떨어뜨린다. 이때 주관절 안쪽에 수건을 대주어 치료대 모서리에 환자가 압박받는 것을 막아준다.

의사의 자세

한 손은 환자의 어깨를 고정시키고, 다른 손은 환자의 손목을 잡는다.

근육 테스트

의사는 환자의 손목을 손바닥 방향으로 누르고 환자는 이에 저항한다.

근육 약화시 보상작용

근 약화시 상완골의 위치가 변화되고 팔꿈치가 굴곡 및 신전된다.

스트레칭 & 스프레이 & 신경근치료

환자의 자세

환측 가슴 아래에 타월을 받치고 전완이 치료대 밖으로 떨어지도록 한 상태로 엎드려 눕는다.

의사의 자세

환자의 환측 옆에 선다.

치료방법

1) 스트레칭

· 환자의 환측 팔을 통증이 없는 부분까 지 외전, 내회전시켜 신장한다.

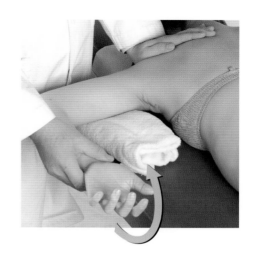

2) 신경근치료(NMT)

· 근육을 촉진하다 견갑골 내측면의 통 증유발점이나 단단한 띠가 느껴지는 부분을 압박하여 자극한다.

· 통증유발점이나 단단한 띠를 5초간 압박한 후 2초간 이완하여 통증이 경 감되거나 단단한 띠가 풀어지는 느낌 이 느껴질 때까지 반복 시행한다.

· 극하근의 압통점은 견갑골의 견갑극 내측 2cm 하방과 견갑골 하각 3cm 상 방에 위치한다.

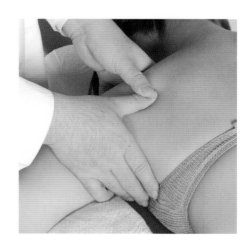

3) 스프레이 & 스트레칭

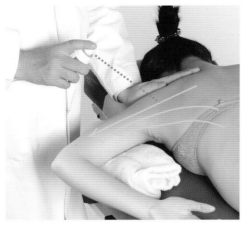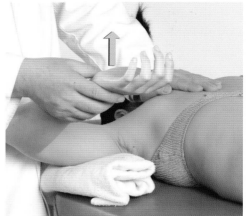

· 신장상태를 유지하며 견갑골 내측에서부터 상완골 대결절을 향해 근육주행에 따라 스프레이를 분사한다.
· 분사 후 즉시 최대한으로 내회전시키는데, 이때 의사는 환자의 환측 어깨를 잡아 고정하여 준다.
· 10초간 내회전을 유지한 다음 이완시키는 동작을 3~5회 반복한다.

4) 자가스트레칭(Self-stretching)

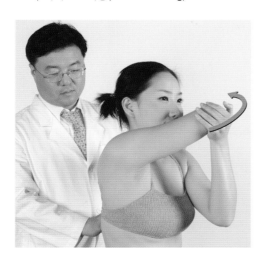

환자는 환측 견관절을 110도 정도 굴곡하고 주관절을 굴곡한 상태에서 건측 손으로 지지하여 수평위 내전방향으로 당겨준다.

STT(Soft Tissue Therapy)를 이용한 치료

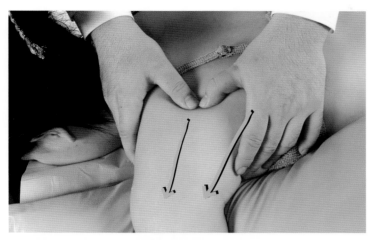

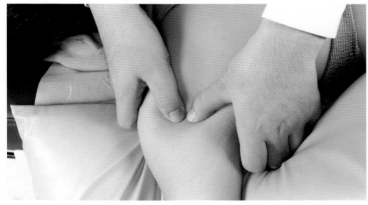

환자의 자세

치료대에 엎드려 눕는다.

의사의 자세

치료하고자 하는 환측 반대편 어깨 쪽에 선다.

치료방법

의사는 손끝이나 중수지절관절로 견갑골의 극하와 내측연에서 상완골의 외측 부착지

까지 깊게 누르면서 미끄러지게 한다.

MET(Muscle Energy Technique)를 이용한 치료

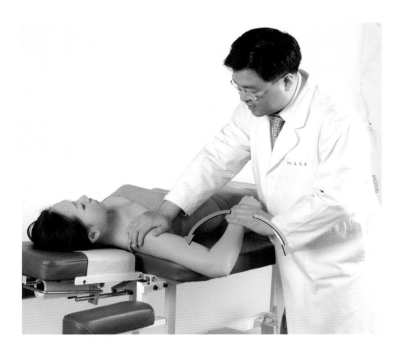

환자의 자세

바로 누운 자세에서 환측 견관절을 90도, 주관절을 90도 굴곡한다.

의사의 자세

환자의 환측 어깨 부분에 서서 한 손은 환자의 손목을 잡고 다른 손은 어깨를 고정한다.

치료방법

· 천천히 내회전하며 제한장벽을 찾는다.

· 의사는 내회전의 힘을 가하고 환자는 반대로 외회전하여 의사의 저항을 버티게 한다.

· 10초 정도 유지하고 이완한 후에 다시 심호흡을 하도록 하고 두 번째 숨을 내쉴 때 새로운 장벽에 도달하도록 수동적인 힘을 가하여준다.

5

견갑하근(Subscapularis)

견갑하근 해부(Anatomy of subscapularis)

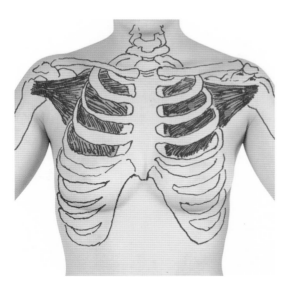

견갑하근은 어깨를 내회전, 내전시키며 상완 골두를 견관절와에 고정한다. 초기에는 어깨 높이에서 외회전이 잘 안되며 증상이 진전되면 45도 이하로 팔의 외전이 제한된다. 이로 인해 가만히 있거나 움직일 때 통증이 심하게 나타나며 반대측 어깨를 잡을 수 없게 된다. 방사통은 어깨의 뒷면에 있고 견갑골과 상완의 뒤로 내려가 주관절까지 통증이 나타난다. 또한 손목에 띠를 두른 것 같은 통증이 있고 손목부위에 압통점이 생긴다. 오십견 환자에서는 반드시 치료해야 할 근육이다.

기시	견갑골의 견갑하와 (Subscapular fossa of scapular)
종지	상완골의 소결절 (Lesser tubercle of humerus)
신경	견갑하신경 (Subscapular nerve- C5, 6))

검사방법

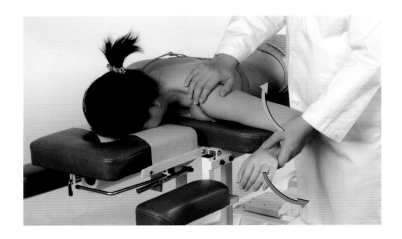

환자의 자세

엎드린 자세에서 견관절을 90도 외전, 주관절을 90도 굴곡한다.

의사의 자세

검사하고자 하는 측면 아래에 서서 한 손으로는 어깨를 고정하고, 다른 손은 환자의
손목을 잡는다.

근육 테스트

환자는 아래를 향하도록 힘을 주고, 의사는 그 힘에 저항한다.

스트레칭 & 스프레이 & 신경근치료

환자의 자세

치료대에 바로 눕는다.

의사의 자세

환자의 환측에 서서 환자의 팔을 굴곡한다.

치료방법

1) 스트레칭

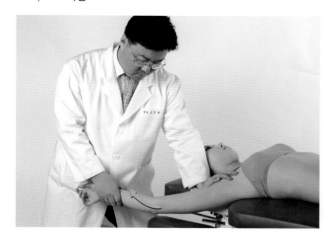

환자의 환측 팔을 긴장이 느껴지는 범위까지 외전, 외회전시켜 신장한다.

2) 신경근치료(NMT)

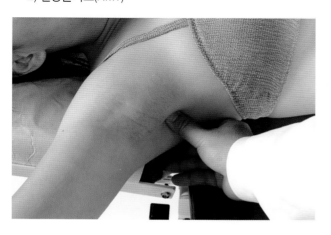

· 액와부에서 견갑골의 외측면을 따라 촉진하여 통증유발점늘 압박한다.
· 5초간 압박하고 2초간 이완을 통증이 경감될 때까지 반복 시행한다.
· 압통점은 견갑하와의 액와면과 삼각에 위치한다.

3) 스프레이 & 스트레칭

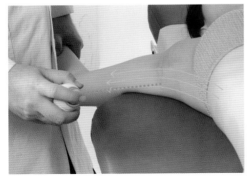 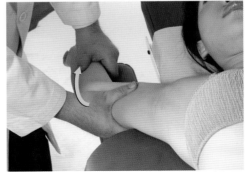

· 외전, 외회전을 유지한 상태에서 견갑골 외측면에서 액와부까지 스프레이를 분사한다.

· 분사 후 최대한 외전, 외회전을 한다.

· 10초간 신장을 유지한 후 이완하는 동작을 3회 반복 시행한다.

4) 자가스트레칭(Self-stretching)

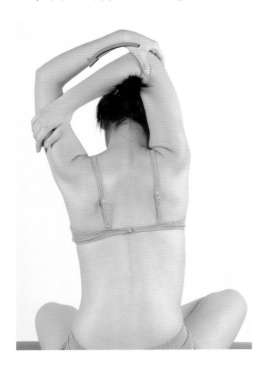

· 손을 머리 위로 올려 건측 손으로 환측의 팔꿈치를 눌러 외전과 외회전이 되게 한다.

STT(Soft Tissue Therapy)를 이용한 치료

환자의 자세

환자를 치료대에 바로 눕히고 팔을 외전
시킨다.

의사의 자세

환자의 옆에 선다.

치료방법

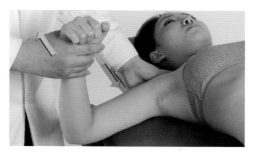

· 한 손은 견갑골 내측연에 놓고 외측으
  로 당기고 다른 손은 손끝으로 환측 액와 아래에 놓은 후 견갑골 안쪽으로 강하게
  누른다.

· 손끝을 근육을 따라 위나 아래쪽으로 천천히 미끄러뜨린다.

MET(Muscle Energy Technique)를 이용한 치료

환자의 자세

환자는 바로 눕는다.

의사의 자세

환측의 옆에 서서 환자의 팔을 90도 외전,
주관절을 90도 굴곡한다.

치료방법

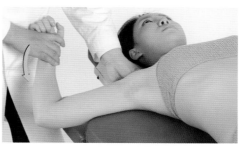

· 제한장벽까지 외회전시킨다.

· 환자에게 20% 정도의 힘만 이용하여
  내회전을 하도록 유도한 후 이에 10초
  간 저항한다.

· 환자에게 힘을 완전히 빼게 한 후에
  심호흡을 하도록 한다.

· 두 번째 숨을 내쉴 때 처음 장벽을 지나 다음 장벽까지 외회전한다.

6

전거근(Serratus anterior)

전거근 해부(Anatomy of serratus anterior)

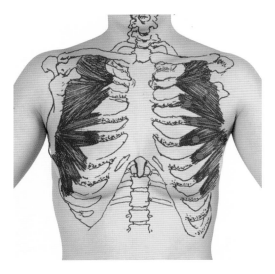

전거근은 견갑골을 외전시켜 견관절와가 위로 가게 하고 하각이 앞으로 회전하게 한다. 또한 견갑골의 내측연을 흉각에 고정하는 역할도 한다. 근력이 약화될 경우 견관절을 굴곡하는 것이 힘들며 견갑골이 밑으로 처지게 된다. 능형근과는 서로 반대작용을 하기 때문에 근육의 약화가 능형근의 단축을 초래하기도 한다. 손상이 덜심한 경우에는 숨을 깊이 쉴 때 통증이 나타나지만 아주 심한 경우에는 가만히 있어도 흉부에 통증이 나타난다. 방사통은 흉곽의 중부와 전외측에 주로 나타나며 견갑골 하각의 내측부의 후면에 생기기도 한다. 과도하게 빨리 달리거나 오래 달릴 때, 팔굽혀펴기를 무리하게 할 때, 심한 기침이나 머리위로 무거운 물건을 들어올릴 때 손상 받기 쉽다.

기시	1번~8번 늑골외측면 (Outer surface of upper 8 ribs)
종지	견갑골 척추면 (Vertebral border of scapula)
신경	장흉신경 (Long thoracic nerve- C5~7))

검사방법

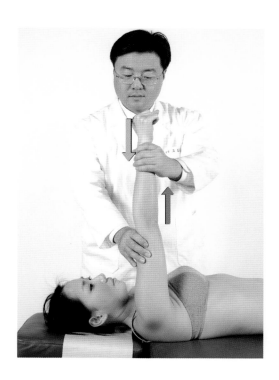

환자의 자세

바로 누워 팔꿈치를 펴고 손등이 위로
향한 상태에서 어깨를 90도 굴곡한다.

의사의 자세

검사하고자하는 반대측 어깨 부분에
서서 환자의 손목과 팔꿈치를 잡는다.

근육 테스트

환자는 위로밀어 올리고 의사는 이에
저항하여 바닥쪽으로 힘을 준다.

스트레칭 & 스프레이 & 신경근치료

환자의 자세

환측을 위로하여 옆으로 누워 손을 외회전시킨 상태로 팔을 등 뒤로 신전한다.

의사의 자세

환자의 뒤에 서서 한 손은 환자의 어깨를 잡고, 다른 손은 골반을 고정한다.

치료방법

1) 스트레칭

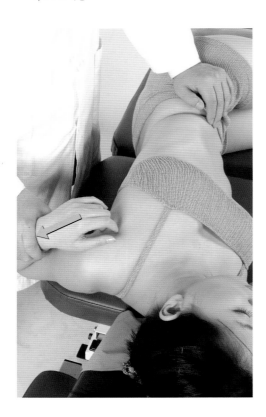

· 환자의 어깨를 뒤로 당겨 견갑골이 내
  전, 하방회전되도록 스트레칭한 다음
  10초간 자세를 유지한 후 이완한다.
· 3~5회 같은 동작을 반복한다.

2) 신경근치료(NMT)

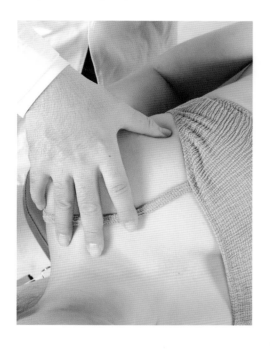

· 전거근 늑간부의 늑골을 따라 촉진하여 압통이 느껴지는 부분을 5초간 압박한 후 2~3를 이완한다.
· 통증이 경감될 때까지 반복 시행한다.
· 압통점은 늑골 3~7번째 전측면 전거근의 늑간부에 위치한다.

3) 스프레이 & 스트레칭

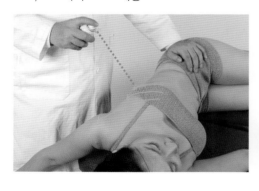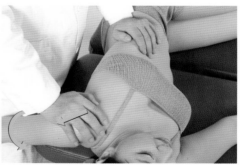

· 팔을 등 뒤로 신전한 상태에서 늑골의 외측면에서부터 견갑골까지 스프레이를 분사한다.
· 팔을 좀더 외회전, 신전한 상태에서 어깨를 뒤로 당긴 후 10초간 자세를 유지한다.
· 이 동작을 3~5회 반복한다.

4) 자가스트레칭(Self-stretching)

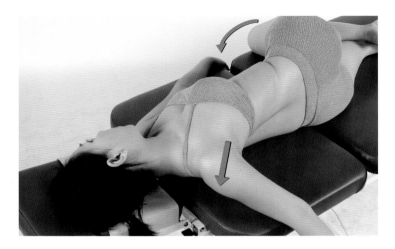

· 옆으로 누운 상태에서 환측의 다리를 건측 다리 앞으로 굴곡시켜 떨어뜨린다.
· 환측 팔을 외회전시켜 등 뒤로 신전하여 10초간 자세를 유지한 후 10초간 이완한다.

STT(Soft Tissue Therapy)를 이용한 치료

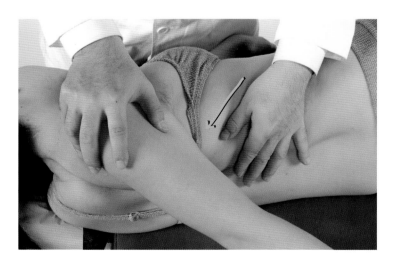

환자의 자세

환측이 위로 향하게 하여 팔을 등 뒤로 하고 옆으로 눕는다.

의사의 자세

환자의 앞에 서서 한 손으로 환자가 뒤로 넘어가지 않게 어깨를 고정해주고, 다른 손을 환자의 흉곽에 놓는다.

치료방법

엄지로 늑골을 따라 견갑골 하각까지 부드럽게 움직이면서 깊이 누른다.

MET(Muscle Energy Technique)를 이용한 치료

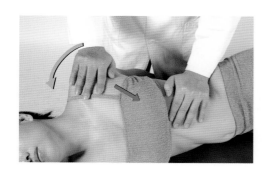

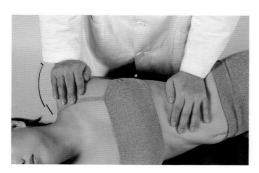

환자의 자세

환측이 위로 향하도록 옆으로 눕는다.

의사의 자세

환자의 뒤에 서서 한손으로 환자의 어깨를 잡고, 다른 손으로 환자의 환측 하부 흉곽을 고정한다.

치료방법

· 환자의 상완을 뒤로 당겨 제한장벽까지 신장한다.

· 환자에게 10~20%의 근력으로 상완을 앞으로 밀도록 유도한 후 이에 저항한다.

· 다시 7~10초간 수축을 유지하고 환자에게 힘을 완전히 빼게 한 후 심호흡을 시키고, 2번째 호흡시 다음 장벽까지 신장한다.

7

대흉근(Pectoralis major)

대흉근 해부(Anatomy of pectoralis major)

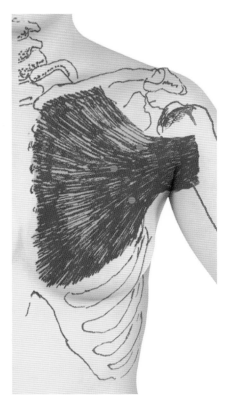

대흉근은 견관절을 내전, 수평내전, 내회전 시킨다. 이 근육은 크게 두 부분으로 나눌 수 있는데, 쇄골부는 견관절의 굴곡을 보조하여 팔을 위로 올려 가슴을 지나 반대편 귀쪽으로 움직이며, 흉골부는 팔과 어깨를 하강시키며 팔을 올린 상태에서 견관절을 신전하지만 체간을 지나 과신전하지는 않는다.

근육의 단축이 있는 경우에는 쇄골부는 수평 외전과 외회전의 가동범위가 좁아지고 견갑골이 외전되며 흉골부는 소흉근의 단축과 동반되어 어깨를 전방으로 하강시키고 머리 위로 굴곡시키는 동작과 외전의 가동범위가 좁아진다.

쇄골부에 문제가 있는 경우 전삼각근 부위와 쇄골부에 국소적으로 방사통이 생긴다. 흉골부는 전흉부에 심한 통증을 야기하고 팔의 내측을 따라 내려가 내측 상과에 심한 통증을 호소한다. 좌측 정흉부에 통증이 심하면 심장질환과 혼동될 수 있다. 대흉근만 문제가 있을 경우 운동제한은 거의 없으며, 만약 있다면 어깨 근육도 같이 문제가 있는 경우이다.

기시	쇄골두 : 쇄골내측 1/2 (Medial half of clavicle)
	흉골두 : 흉골, 1~6번 늑연골 (Sternum, cartilages of upper 6 ribs)
종지	상완골의 이두근구의 외측 (Bicipital groove of humerus))
신경	흉신경 (Pectroal nerve- C5, 6, 7)

검사방법

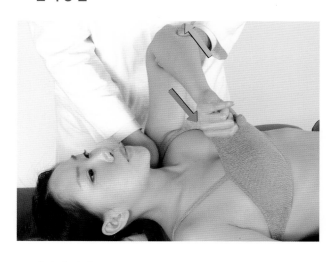

환자의 자세

쇄골부: 바로 누운 자세에서 상완을 90도 보다 작게 굴곡 내회전시킨 후 팔꿈치를 90도 굴곡한다.

흉골부: 바로 누운 자세에서 상완을 90~100도 굴곡, 내회전시킨 후 팔꿈치를 90도 굴곡한다.

의사의 자세

환측의 어깨 부분에 서서 한 손은 어깨를 고정시키고, 다른 손은 팔꿈치를 잡는다.

근육 테스트

환자는 어깨를 내전하려 하고 의사는 이에 저항한다.

근육 약화시 보상작용

근 약화시 팔꿈치가 구부러지거나 몸통이 회전된다.

스트레칭 & 스프레이 & 신경근치료

환자의 자세

치료대 모서리에 환측 어깨가 나오도록 눕는다.

의사의 자세

환자의 환측 머리부분에 서서 한 손으로 환자의 팔꿈치를 잡고, 다른 손으로 어깨를
고정한다.

치료방법

1) 스트레칭

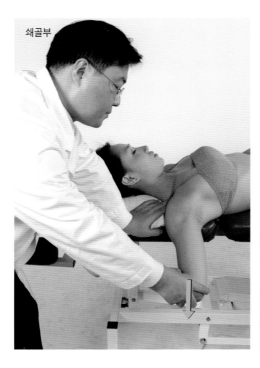

쇄골부

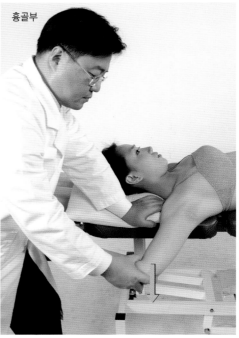

흉골부

- 쇄골부: 환측 팔을 90도 보다 작게 외전시킨 후 약간의 긴장감이 느껴질 정도로 등
  쪽으로 수평외전시킨다.
- 흉골부: 환측 팔을 90~100도 정도 외전시킨 후 약간의 긴장감이 느껴질 정도로 등쪽
  으로 수평외전시킨다.

2) 신경근치료(NMT)

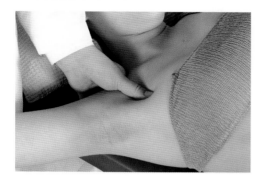

· 대흉근을 촉진하여 흉골부와 늑골부 중간 및 외측의 통증유발점을 5초간 압박한 후 2~3초간 이완하는 동작을 통증이 감소될 때까지 반복한다.

3) 스프레이 & 스트레칭

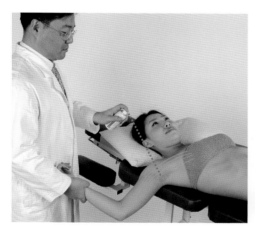 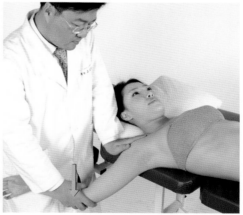

· 쇄골부의 스트레칭은 환측 팔을 외회전시키고 90도 보다 작게 수평외전시킨 후 쇄골에서 상지까지 분사한 다음 90도 보다 더 큰 각도로 수평외전시킨다.

· 흉골부는 환측 팔을 90도 이상 외전, 외회전시키고 흉골에서 상지까지 분사한 다음 팔을 등쪽으로 조금 더 신장한다.

· 각각 신장한 상태를 10초간 유지한 후 이완하는 동작을 3회 반복한다.

4) 자가스트레칭(Self-stretching)

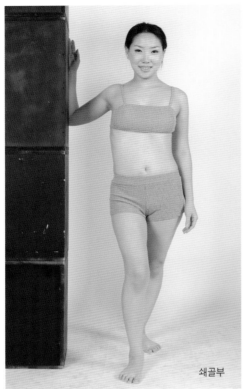

쇄골부

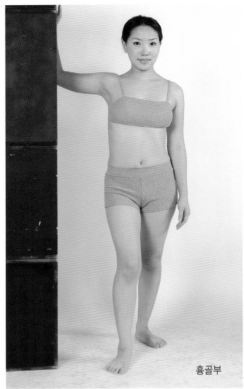

흉골부

· 기둥이나 문틀을 이용한다.
· 바로 서서 쇄골부는 팔을 90도 보다 작게 외전한 상태로, 흉골부는 100도 정도 외전한 상태로 팔꿈치를 구부려 전완을 기둥이나 문틀에 대고 동측 다리를 앞으로 내딛고 가볍게 무릎을 구부려 체중을 실은 상태로 10초간 자세를 유지한다. 이를 3회 이상 반복한다.

STT(Soft Tissue Therapy)를 이용한 치료

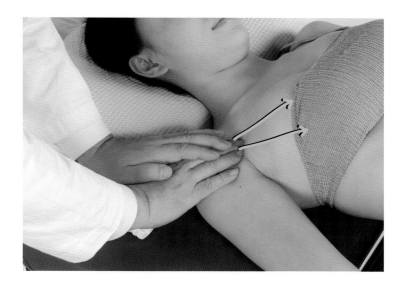

환자의 자세

치료대에 바로 눕는다.

의사의 자세

건측 가슴 쪽에 선다.

치료방법

· 엄지손가락을 기시부에서 종지부까지 부드럽게 미끄러뜨린다.

· 통증유발점 위를 지날 때 강한 압으로 눌러준다.

※ **주의사항** : 여자 환자의 경우 유방에 닿지 않게 해야한다.

MET(Muscle Energy Technique)를 이용한 치료

환자의자세

치료대에 바로 눕는다.

의사의 자세

환자의 환측 어깨 쪽에 서서 한 손은 어깨를 고정하고, 다른 손은 환자의 주관절을 잡는다.

치료방법

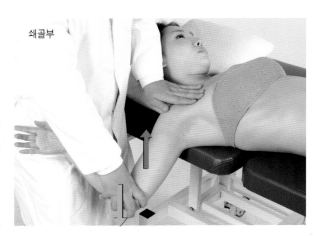

쇄골부

· 쇄골부를 치료할 때는 환자의 팔을 회외전시키면서 90도 보다 작게 외전시키고, 흉골부일 경우엔 팔을 외회전하고 90도 이상 외전시키면서 후방으로 신전하는 힘을 가해준다.

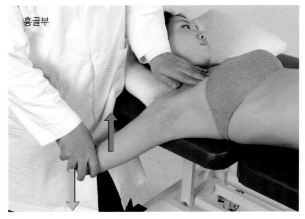

흉골부

· 제한장벽까지 신장한 후 환자에게 10~20% 정도의 근력으로 건측 어깨(쇄골부)나 건측 장골능 쪽으로 움직이도록 유도하고 의사는 이에 저항하는 힘을 가한다.

· 7~10초간 수축한 후 완전히 힘을 빼도록 하고 심호흡을 시킨다.

· 2번째 숨을 내쉴 때 새로운 장벽까지 신장한다.

8

소흉근(Pectoralis minor)

소흉근 해부(Anatomy of pectoralis minor)

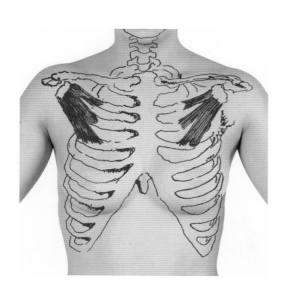

소흉근은 대흉근 바로 아래 상부흉곽에 위치하여 액와의 전면을 형성한다. 소흉근은 견갑골을 전방, 하방, 내측으로 당기며 어깨의 굴곡을 제한한다. 또한 전상방으로 손을 뻗는 동작과 어깨 높이에서 팔을 뒤로 젖히는 동작 시 통증이 나타난다. 소흉근의 방사통은 전삼각근 부위에서 주로 강하며, 상완, 주관절, 전완의 척골측과 제 3, 4, 5 손가락측으로 퍼지듯이 나타난다. 소흉근의 단축으로 어깨의 외전이 제한된 경우 외전이 제한된 부분에서 늑골이 당겨지는 느낌을 가지게 된다. 손저림을 일으키는 흉곽출구증후군의 흔한 원인이 된다.

기시	3~5번 늑골전면 (Anterior 3~5 ribs)
종지	견갑골의 오훼돌기 (Coracoid process of scapula)
신경	신경내측, 흉신경(8번 경신경, 1번 흉신경) (Medial pectoral nerve ; C8, T1))

검사방법

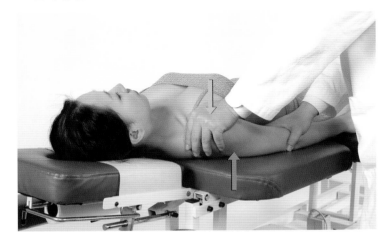

환자의 자세

팔을 옆구리에 붙이고 바로 눕는다.

의사의 자세

한 손은 환자의 팔꿈치를 잡고, 다른 손은 환자의 어깨에 댄다.

근육 테스트

환자는 어깨를 위로 들어올리고 의사는 이에 저항하여 테이블을 향해 어깨를 누른다.

근육 약화시 보상작용

근 약화시 전완을 사용하여 어깨를 들어올린다.

스트레칭 & 스프레이 & 신경근치료

환자의 자세

견갑골 내측에 타월을 받치고 바로 눕는다.

의사의 자세

환자의 환측에 선다.

치료방법

1) 스트레칭

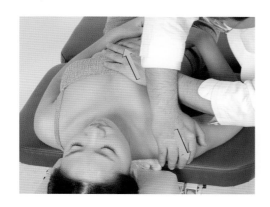

환자의 견관절을 30도 외전, 팔꿈치를 구부린 자세에서 의사는 한 손은 흉골부를 고정하고 다른 손으로는 어깨를 후하방으로 부드럽게 밀어 스트레칭시킨다.

2) 신경근치료(NMT)

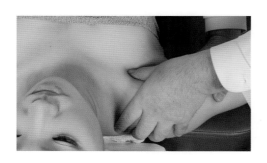

· 오훼돌기부터 가볍게 근육을 촉진하여 압통점이나 단단한 띠가 느껴지는 부분을 찾아 5초간 압박한 후 2~3초간 이완한다.

· 통증이 경감되거나 단단한 띠가 풀어지는 느낌이 들 때까지 반복한다.

· 압통점은 오훼돌기 내측 하방과 쇄골 중간선에 위치한 2~4번째 늑골의 전면부에 있다.

3) 스프레이 & 스트레칭

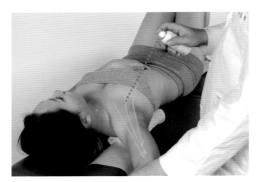 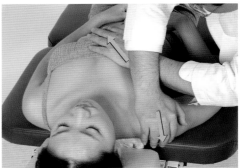

· 팔을 저항이 느껴지는 부분까지 사선방향으로 외전, 외회전시키며 가슴 위에서 상완까지 스프레이를 분사한다.
· 한 손으로 소흉근의 흉골 부착부는 고정하고, 다른 손으로 어깨를 후하방으로 부드럽게 밀어서 스트레칭시킨다.
· 제한이 느껴지는 부분에서 조금 지난 위치에서 10초간 자세를 유지하고 3회 이상 반복한다.

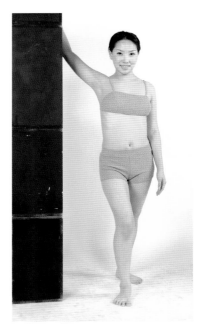

4) 자가스트레칭(Self-stretching)
팔을 120도 정도 외전하여 전완을 기둥이나 문틀에 대고 같은쪽 다리를 앞으로 내딛고 무릎을 구부려 체중을 실은 상태로 10초간 자세를 유지한다.

STT(Soft Tissue Therapy)를 이용한 치료

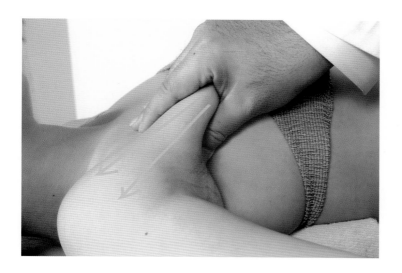

환자의 자세

견갑골 내측에 타월을 받치고 바로 눕는다.

의사의 자세

환자의 환측에 선다.

치료방법

환자의 환측 어깨를 약간 외전하고 대흉근을 감싸듯이 잡고 엄지로 대흉근 내측으로
적당한 압력을 주어 소흉근의 하방가지에 닿게 한 후 견갑골의 오훼돌기 방향으로 미
끄러뜨린다.

MET(Muscle Energy Technique)를 이용한 치료

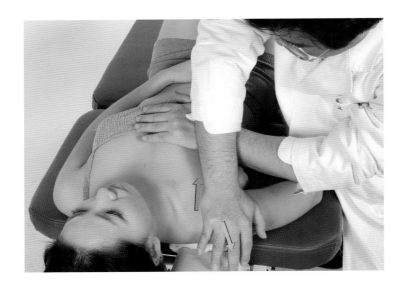

환자의 자세

견갑골 내측에 타월을 받치고 바로 눕는다.

의사의 자세

환측의 가슴 쪽에 서서 팔을 교차시켜 한 손은 어깨에, 다른 손은 흉골 부착부에 둔다.

치료방법

· 흉골 부착부의 손을 고정하고 어깨를 후하방으로 밀며 제한장벽을 찾는다.

· 장벽이 느껴지는 부분에서 환자는 힘으로 어깨를 내회전하며 의사는 저항을 한다.

· 7~10초간 수축한 후 이완한다.

· 환자에게 심호흡을 시켜 두 번째 숨을 내쉴 때 처음 제한장벽을 지나 다음 제한장벽
  까지 신장시킨다.

9

대원근(Teres major)

대원근 해부(Anatomy of teres major)

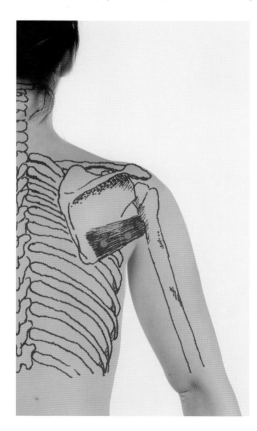

대원근은 어깨를 내회전, 내전시키며 견관절 굴곡시 팔을 신전하는 기능을 한다. 주로 움직임이 있을 때 통증이 나타나며, 특히 파워핸들이 아니거나 기어변속을 자주 하게 되는 차를 장시간 운전할 때 통증을 느낄 수 있다. 대원근의 방사통은 후삼각근 부위와 상완삼두근의 장두를 따라 있고 가끔 전완의 뒷면에서 통증이 나타나기도 한다. 증상이 심한 경우 환측의 팔을 등측 뒤에 붙이지 못한다.

기시	견갑골의 하각 (Inferior angle of scapula)
종지	상완골의 이두근구의 내측연 (Bicipital groove of humerns)
신경	견갑하신경 (Lower subscapula nerve ; C5, 6))

검사방법

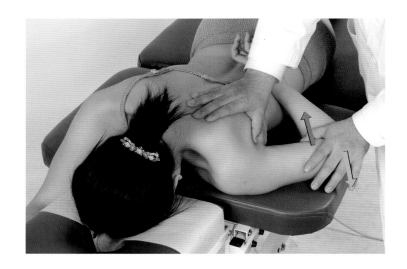

환자의 자세
엎드려 누운 상태에서 주관절을 90도 굴곡, 어깨를 외전, 신전시킨다.

의사의 자세
환자의 옆에 서서 손을 환자의 팔꿈치에 댄다.

근육 테스트
의사는 환자의 팔꿈치를 아래로 누르고 환자는 이에 저항한다. 테스트를 할 때는 한쪽 팔씩 따로 검사한다.

근육 약화시 보상작용
근 약화시 어깨를 들어올리거나 손목을 신전시킨다.

스트레칭 & 스프레이 & 신경근치료

환자의 자세

환측이 위로 오게 눕는다.

의사의 자세

환자의 뒤에 선다.

치료방법

1) 스트레칭

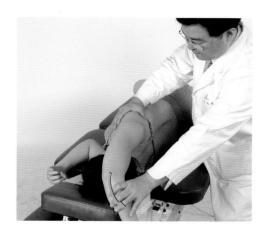

환자의 팔을 긴장이 느껴지는 범위까지 외전, 외회전시킨다.

2) 신경근치료(NMT)

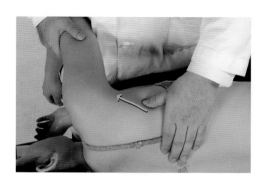

· 근육을 촉진하여 견갑골 외측면의 압
  통점을 압박한다.
· 5초간 압박하고 2초간 이완을 통증이
  경감될 때까지 반복 시행한다.
· 압통점은 견갑골의 하부 1/3의 외측연
  에 위치한다.

3) 스프레이 & 스트레칭

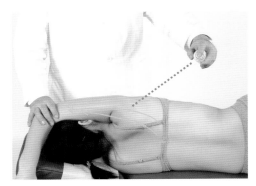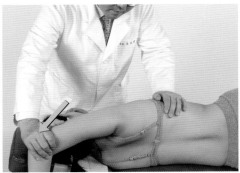

· 견갑골의 외측연에 스프레이를 분사한다.

· 분사 후 최대한 외전, 외회전을 하여 스트레칭한다.

· 10초간 스트레칭한 후 이완하는 동작을 3회 이상 반복한다.

4) 자가스트레칭(Self-stretching)

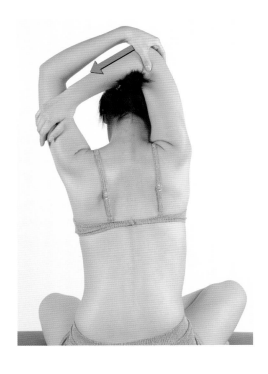

손을 머리 뒤로 돌린 후
팔꿈치를 당겨준다.

STT(Soft Tissue Therapy)를 이용한 치료

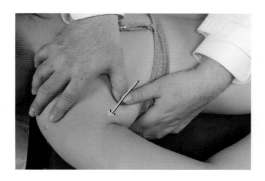

환자의 자세

엎드려 눕힌다.

의사의 자세

환자의 옆에 선다.

치료방법

강한 압으로 견갑골 하각부터 근육의 주행
방향을 따라 이동한다.

MET(Muscle Energy Technique)를 이용한 치료

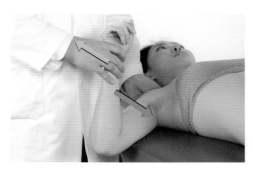

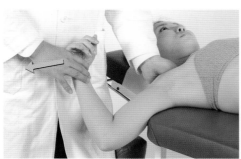

환자의 자세

치료대에 바로 눕는다.

의사의 자세

환측 머리 쪽에 선다.

치료방법

의사는 한 손으로는 환자의 손목을, 다른
손으로는 어깨를 잡는다. 제한장벽이 느
껴지는 부분까지 어깨를 외전, 외회전한
다. 환자는 어깨를 내전 내회전하며 의사
는 저항을 한다. 7~10초간 수축 후 이완
한다. 심호흡을 시켜 두 번째 숨을 내쉴
때 처음 제한장벽을 지나 다음 제한장벽
까지 이동한다.

10

소원근(Teres minor)

소원근 해부(Anatomy of teres minor)

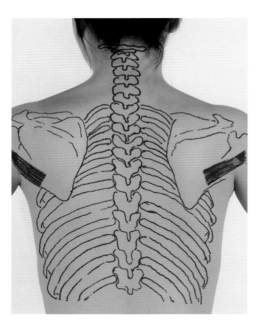

소원근은 극하근과 함께 어깨를 외회전 시키며 어깨의 신전, 외전, 굴곡운동시 상 완골두를 관절와 내에 고정시키는 역할을 하는데, 특히 120도 굴곡시 가장 크게 작용한다. 움직임에 제한은 별로 없지만 어깨 전면에서 강한 통증이 나타난다. 방사통은 후삼각근의 상완골 삼각근 결절 부착부위와 근위부에 동전 정도의 크기로 통증이 나타난다.

기시	견갑골의 액와연 상부 (Upper axillary border of scapula)
종지	상완골의 대결절 (Greater tubercle of humerus)
신경	견갑하신경 (Lower subscapular nerve ; C5, 6)

검사방법

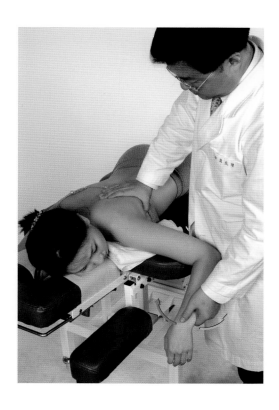

환자의 자세

엎드린 자세에서 환측 견관절을 90도 외전하고 전완을 치료대 밖으로 늘어뜨린다.

의사의 자세

환측 허리부분에 서서 한 손은 팔꿈치 안쪽에 대고 다른 손은 손목을 잡는다.

근육 테스트

환자는 팔을 외회전시키고 의사는 이에 저항한다.

근육 약화시 보상작용

근 약화시 팔꿈치가 구부러지거나 펴진다.

스트레칭 & 스프레이 & 신경근치료

환자의 자세

엎드려 눕는다.

의사의 자세

환자의 환측에 선다.

치료방법

1) 스트레칭

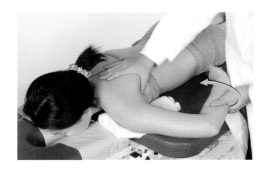

환측 팔을 내회전시켜
스트레칭한다.

2) 신경근치료(NMT)

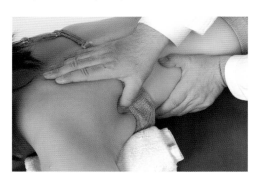

· 근육에 따라 움직이다가 견갑골 외측
  연의 통증유발점을 압박한다.
· 5초간 압박하고 2초간 이완을 통증이
  경감될 때까지 반복 시행한다.
· 압통점은 견갑골의 외측연 상 1/3과
  액와 아래 후면에 위치한다.

3) 스프레이 & 스트레칭

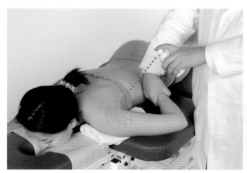 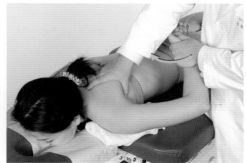

· 견관절을 내회전시킨 상태에서 스프레이를 견갑골 외측연에 분사한다.
· 한 손으로 견갑골을 고정하고, 다른 손으로 견관절을 내회전시켜 스트레칭시킨다.
· 10초간 스트레칭을 유지한 후 이완하는 동작을 3회 이상 반복한다.

※ **주의사항:** 만약 회성근개의 파열이 의심되면 스트레칭을 피한다.

4) 자가스트레칭(Self-stretching)

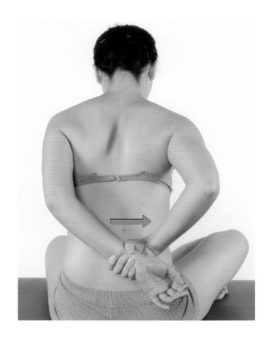

환측 팔을 내회전시키고 등 뒤에서
건측 손으로 환측 손목을 부드럽게
당겨준다.

STT(Soft Tissue Therapy)를 이용한 치료

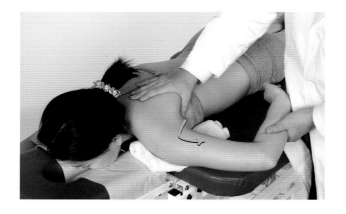

환자의 자세

치료대에 옆으로 눕는다.

의사의 자세

 환자의 환측에 선다

치료방법

엄지를 이용하여 근육의 기시부에서 종지부까지 약하게 압박하며 이동한다.

MET(Muscle Energy Technique)를 이용한 치료

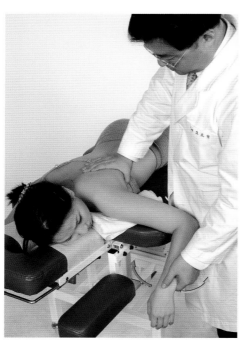 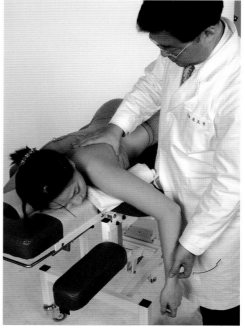

환자의 자세

엎드려 누운 자세에서 견관절을 90도 외전시킨다.

의사의 자세

환측의 환측 어깨 부분에 서서 한 손은 환자의 견갑골 하각을 고정하고, 다른 손은 환자의 손목을 잡는다.

치료방법

· 환측 견관절을 제한장벽이 나타나는 부분까지 내회전한다.

· 제한장벽 직전에서 환자는 외회전하고 의사는 이에 저항한다.

· 7~10초간 등척성 수축 후 이완한다.

· 환자에게 심호흡을 시켜 두 번째 숨을 내쉴 때 처음 제한장벽을 지나 다음 제한장벽까지 이동한다.

11

대능형근과 소능형근(Rhomboids major and minor)

대능형근과 소능형근 해부(Anatomy of rhomboids major and minor)

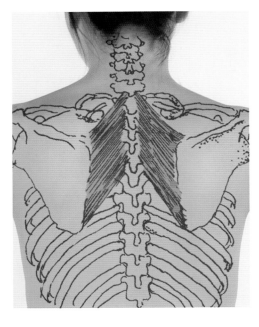

능형근은 상부흉추와 견갑골을 연결하는 근육으로 견갑골을 안정화시키는 근육이다. 이 근육은 견갑거근과 승모근과 더불어 견갑골을 들어올리며 양측 능형근이 동시 수축할 경우 어깨를 후하방으로 끌어당겨 견갑골을 내전시킨다.

이 근육의 과도한 수축은 흉추를 전만시키고 이완 구축시 견갑골을 외전시켜 하각이 외측으로 빠져보이게 하고 흉추 후만이 증가하여 Round shoulder를 유발한다.

스트레스 근육이라 불릴정도로 자율신경계와 연관이 있는 것 같으며, 경추부위 병변에서 흔하게 통증을 유발시킨다.

기시	대능형근 : 2~5번 흉추의 극돌기 (Spinous processes T2~5)
	소형능근 : 7번 경추와 1번 흉추의 극돌기 (Spinous processes C7~T1)
종지	대능형근 : 견갑극에서 하각까지의 견갑골 척추면
	(Vertebral border of scapula)
	소형능근 : 견갑극근 (Root of spine of scapula)
신경	견갑배신경(5번 경신경) (Dorsal scapula nerve ; C5)

검사방법

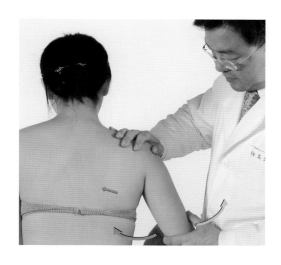

환자의 자세

앉은 자세에서 팔꿈치는 구부리고 어깨를 약간 신전·외전시킨다. 그러면 견갑골은 내전과 상승작용이 일어난다.

의사의 자세

환자 옆에 서서 한 손은 견관절을 고정시키고, 다른 손은 팔꿈치 부위를 잡는다.

근육 테스트

의사는 환자의 팔꿈치를 외전방향으로 잡아당기고 환자는 이에 저항한다.

근육 약화시 보상작용

근 약화시 견갑골의 작용없이 팔이 외전된다. 그러나 반드시 능형근의 약화를 나타내는 것만은 아니다.

스트레칭 & 스프레이 & 신경근치료

환자의 자세
높지 않은 의자에 앉아 두 발이 충분히 지면에 닿아 안정감 있게 한다.

의사의 자세
환자의 뒤에 선다.

치료방법

1) 스트레칭

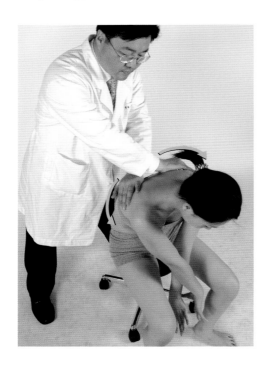

· 대능형근: 환자는 앉은 자세에서 무릎은 붙이고 두 팔을 가슴 앞부분에서 교차시켜 반대측 대퇴 외측으로 뻗은 후 상부 흉추를 구부려 좌·우 대능형근을 스트레칭시킨다.

· 소능형근: 환자는 앉은 자세에서 무릎은 자연스러운 각도로 벌리고 두 팔을 가슴 앞부분에서 교차시켜 무릎사이로 넣어 상체를 구부려 좌·우측 소능형근을 스트레칭시킨다.

2) 신경근치료(NMT)

· 능형근은 견갑골 내측연 외측에 여러 개의 압통점이 나타나므로 흉추 극돌기 옆에 엄지손가락을 올려놓고 능형근을 따라 견갑골 내측연까지 이동하며 압통점이 느껴지는 부위에서 5초간 압을 가한 후 2~3초간 압박을 풀어준다.

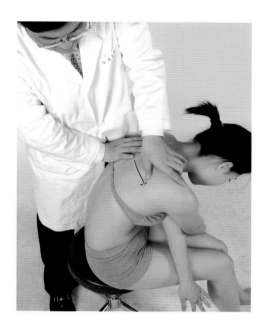

· 이 과정을 증상이 감소될 때까지 또는
통증 정도가 더 이상 감소하지 않을 때
까지 약 2분 정도 시행한다.

3) 스프레이 & 스트레칭

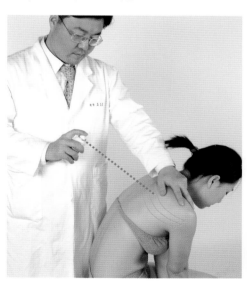 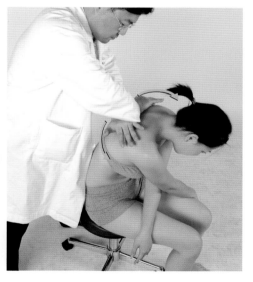

· NMT 실시 후 능형근에 스프레이를 분사한다. 이때 극돌기의 기시부에서 시작하여
근육의 주행에 따라 분사한다.

· 스프레이 분사 후 스트레칭을 촉진시키기 위하여 의사는 손바닥 둔덕을 이용하여 견갑골 내측연을 외측상방으로 힘을 가한다.

4) 자가스트레칭(Self-stretching)

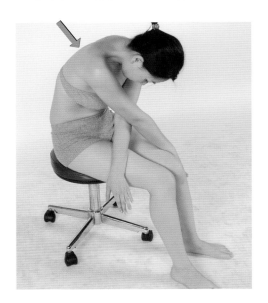

대능형근: 의자에 앉은 상태에서 팔을 교차시켜, 반대측 대퇴 외측으로 뻗고 상부 흉추를 구부려 대능형근의 스트레칭을 유도한다.

소능형근: 무릎을 벌린 상태에서 팔을 교차시켜 무릎사이로 손을 뻗고, 상부흉추를 구부려 소능형근의 스트레칭을 유도한다.

STT(Soft Tissue Therapy)를 이용한 치료

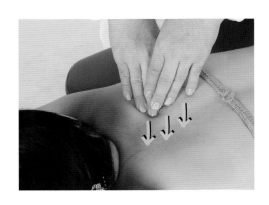

환자의 자세
치료대에 엎드린다.

의사의 자세
환자의 환측 옆에서 양손의 손가락을 모아 견갑골의 내측연에 올려놓는다.

치료방법
· 근육을 따라 손끝에 압을 가하여 극돌기의 기시부까지 움직인다.

MET(Muscle Energy Technique)를 이용한 치료

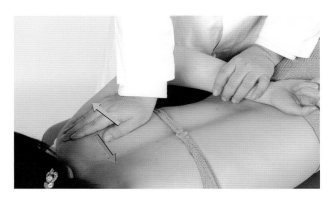

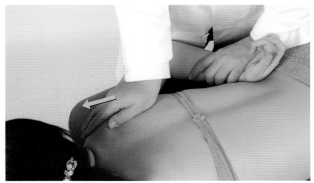

환자의 자세

환자는 치료대에 엎드린다.

의사의 자세

환자의 등을 바라보고 선다.

치료방법

· 의사는 환자의 내측연에 손을 놓고 능형근을 장벽지점까지 신장시킨다.

· 제한장벽 직전에서 환자는 견갑골을 흉추쪽으로 후인시키며 10초간 등척성 수축을
  유지한 후 이완한다.

· 이완 후 의사는 새로운 장벽지점을 찾기 위해 능형근을 신장시킨다.

· 위의 과정을 반복 시행한다.

12

견갑거근(Levator scapula)

견갑거근 해부(Anatomy of levator scapula)

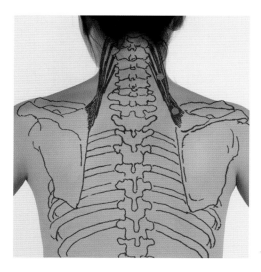

견갑거근은 경추와 견갑골 상각에 위치하여 같은쪽으로 목을 회전시키거나 측굴시키는 작용을 하는 근육이다. 이 근육은 상승모근과 더불어 어깨를 긴장하게 하는 근육으로 견갑골 상각과 근육의 주행방향을 따라 경직된 근섬유를 촉지할 수 있다. 한쪽 근육에 문제가 생길 경우 목의 회전을 제한하여 동측으로 머리를 돌리지 못하고, 양측성일 경우 목의 굴곡을 제한하여 머리를 숙이는 동작이 불가능하다. 심한 경우 수면을 방해하고 항시 어깨가 짓눌리는 통증이 생길 수 있다.

기시	1~4번 경추 횡돌기 (Transverse processes C1~4)
종지	견갑골 상각에서 견갑극까지의 견갑골의 척추연
	(Vertebral border of scapula from superior angle to root of spine)
신경	견갑배신경(5번 경신경)과 3, 4번 경신경 (Dorsal scapula nerve C5 and branches of C3, 4)

검사방법

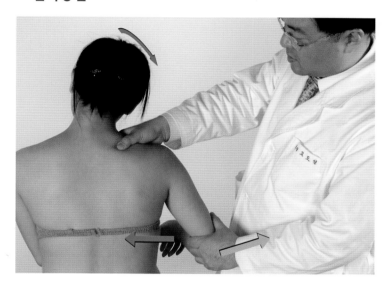

환자의 자세

견관절을 약각 신전 · 외전시켜 견갑골을 내전 · 거상시킨다. 주관절은 약간 구부린다. 목은 검사측으로 측굴시킨다.

의사의 자세

환자 옆쪽에 서서 한 손은 견관절을 고정시키고, 다른 손은 주관절을 잡는다.

근육 테스트

의사는 환자의 팔꿈치를 잡아당기며 견갑골 위쪽의 회전을 관찰한다.

근육 약화시 보상작용

근 약화시 능형근이 보상작용을 한다.

스트레칭 & 스프레이 & 신경근치료

환자의 자세

상지와 어깨를 편안히 이완시킨 상태에서 바로 눕는다.

의사의 자세

환자의 머리 윗부분에 선다

치료방법

1) 스트레칭

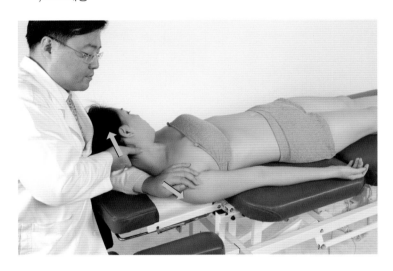

· 팔을 서로 교차시켜 한 손은 환측 어깨를 고정하고 다른 손은 귀 뒷부분에 올려 놓는다.
· 의사는 환자의 목을 반대측으로 회전시키며 굴곡시켜 스트레칭시킨다.

2) 신경근치료(NMT)

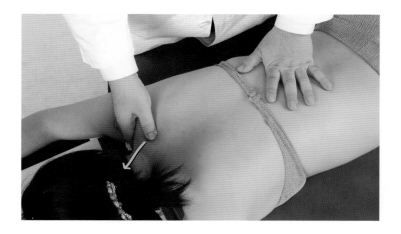

· 환자는 얼굴을 환측 방향으로 30도 가량 돌린 후 고개를 숙인다.
· 의사는 엄지손가락을 환자의 경추 외측, 견갑골 상각위에 올려놓는다.
· 견갑거근을 따라 견갑골 방향으로 평편촉진을 하며 이동하다가 목과 어깨의 경계
  부위, 견갑골 상각의 근종지부 위에서 압통점이 느껴질 경우 지그시 압을 가한다.
· 5초간 압박하고 2~3초간 이완을 반복한다.

3) 스프레이 & 스트레칭

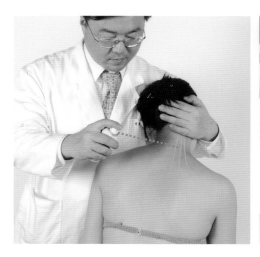 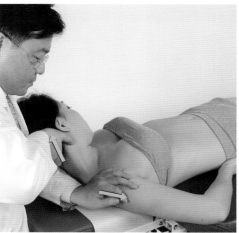

· NMT 실시 후 스프레이를 견갑거근에 분사한다.

· 분사 후 머리를 고정한 손에 힘을 가하여 목을 수동적으로 굴곡시킨다.

· 오른쪽 사진과 같이 바로 누운 자세에서 조금 더 스트레칭을 유도할 경우 의사의 한 손은 환자의 견갑극에 올려놓고 견갑골을 외측 하방으로 힘을 가한다.

4) 자가스트레칭(Self-stretching)

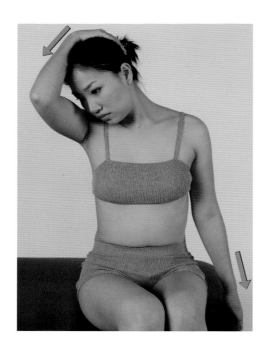

· 환자는 앉은 자세에서 환측의 손으로 의자 모서리(또는 치료대)를 잡아 어깨가 거상 되지 않도록 방지한다.

· 건측의 손으로 환측 귀 뒷부분을 잡고 목을 굴곡하고, 반대측으로의 회전과 측굴을 가한다.

· 10초간 신장과 10초간 이완을 3회 반복한다.

STT(Soft Tissue Therapy)를 이용한 치료

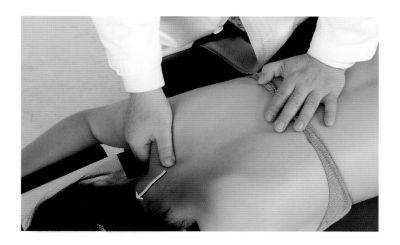

환자의 자세

치료대에 엎드려 눕는다.

의사의 자세

환자의 치료측에 서서 환자의 견갑골 상각에 엄지를 올려놓는다.

치료방법

내측 깊숙이 강한 압력을 가하면서 경추 1~4번 횡돌기 방향으로 근육을 따라 쓰다듬어 상부로 올라간다.

MET(Muscle Energy Technique)를 이용한 치료

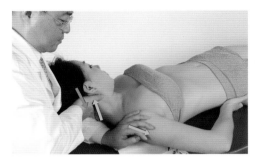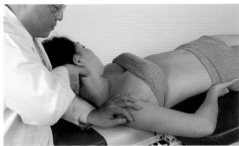

환자의 자세

환자는 바로 누운 자세에서 손바닥을 위로 향하게 한 후 손을 골반 아래 넣어 고정시킨다.

의사의 자세

의사는 환자의 머리 윗부분에서 한 손은 치료하고자 하는 환측 어깨에, 다른 손은 치료하고자 하는 환측의 측두골에 둔다. 이때 의사는 팔을 서로 교차시키며 어깨에 위치한 손의 전완으로 환자의 목을 하방에서 지지하고 다른 한 손은 귀 뒷부분에 둔다.

치료방법

· 의사는 측두골에 가볍게 힘을 주며 환자의 목을 굴곡, 회전시킨다. 회전시키면서 제한장벽이 느껴지면 환자로 하여금 회전 반대 방향으로 힘을 주게 하고 의사는 이에 저항한다.

· 7~10초간 등척성 수축을 시킨 후 이완한다. 이때 환자가 숨을 내 쉴 때 수동적인 힘을 가해 제한지점을 지나 새로운 장벽을 찾는다.

· 이 과정을 여러번 반복한다.

팔 근육

1

상완이두근(Biceps brachii)

상완이두근 해부(Anatomy of biceps brachii)

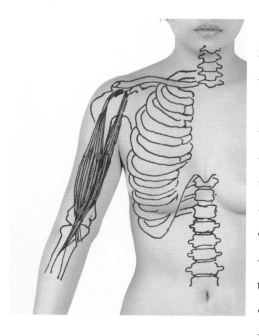

상완이두근은 상완의 전면에 위치한 두 개의 관절에 걸친 근육으로써 주관절과 견관절을 가로지른다.

이 근육은 장두와 단두로 나눠지며 주관절 굴곡뿐아니라 견관절 굴곡 및 전완의 회외기능도 보조한다. 특히 전완의 회외 동작에서 주관절을 구부릴때 가장 강한 힘을 발휘한다. 이 근육에 병변이 있을시는 팔을 어깨보다 더 높이 들 경우 통증이 나타나며 상승모근과 연관된 쑤시는 통증이 나타난다. 또한 견관절 외전시 장두건의 경직으로 인한 딸각소리가 유발될 수 있다. 또한 주관절 굴곡고정시 주관절 신전의 제한을 야기하는 굴곡 구축이 나타날 수 있으며 주관절 굴곡과 함께 강한 회외 동작시 과부하를 가할 경우 통증의 원인이 된다.

기시   단두 : 견갑골의 오훼돌기 (Coracoid process of scapula)

        장두 : 견갑골의 관절상결절 (Supraglenoid tubercle of scapula)

종지   요골조면 (Tuberosity of radius)

신경   근피신경 (Musculocutaneous nerve ; C5, 6)

검사방법

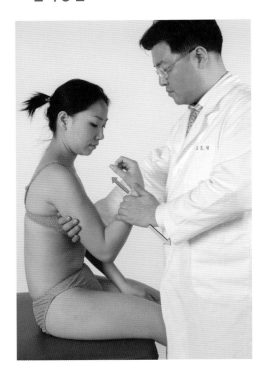

환자의 자세

앉은 자세에서 팔을 회외시킨 상태로 팔꿈치를 직각으로 구부린다.

의사의 자세

환자 앞에 서서 한 손은 상완을 고정시키고, 다른 손은 손목을 잡는다.

근육 테스트

의사는 환자의 손목을 끌어당기고 환자는 이에 저항한다.

근육 약화시 보상작용

근 약화시 전완이 회내된다.

스트레칭 & 스프레이 & 신경근치료

환자의 자세

치료대에 앉아 팔을 자연스럽게 내려 놓는다.

의사의 자세

환자의 뒤에 위치해서 한 손으로 환자의 손목을 가볍게 잡는다.

치료방법

1) 스트레칭

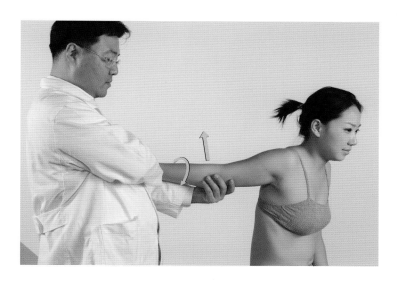

· 견관절, 주관절을 완전히 신전, 회내시켜 상완이두근을 신장시킨다.

2) 신경근치료(NMT)

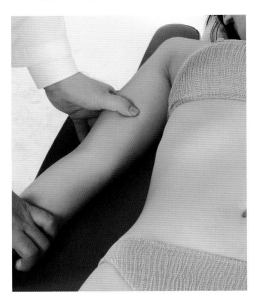

- 주관절 전면 주름 하방과 상완이두근 정지부에 엄지손가락을 올려놓는다.
- 상완이두근을 따라 평편촉진을 하여 움직이다가 주관절 전면 주름 상부에서 압통점이 만져질 경우 지긋이 압을 가하여 통증을 감소시킨다.
- 엄지와 검지를 이용하여 집게 촉진을 하며, 기시부로 이동하다가 상완이두근의 근복 중간 지점에서 압통점이 만져지면 엄지손가락의 압을 이용하여 압통점을 자극한다.

3) 스프레이 & 스트레칭

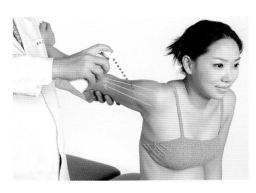 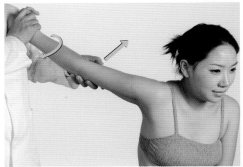

- 스프레이를 상완이두근에 분사한 후 주관절을 완전 신전, 전완을 회내, 견관절을 치료대 하방으로 내리며 과신전시켜 상완이두근을 스트레칭시킨다.
- 이 방법은 상완이두근의 장두와 단두 모두가 충분히 스트레칭되는 자세이다.

4) 자가스트레칭(Self-stretching)

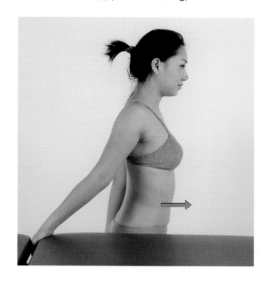

· 환자는 서서 책상 또는 치료대 옆에 선다.
· 환측 손으로 모서리를 잡고, 무릎을 굽히면서 상체를 최대한 앞으로 돌진하는 자세를 취해, 자동적으로 상지가 신전되는 자세를 취하도록 한다.
· 최대한의 범위에서 10초간 유지 후 10초간 이완을 3회 반복한다.

STT(Soft Tissue Therapy)를 이용한 치료

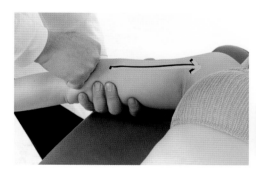
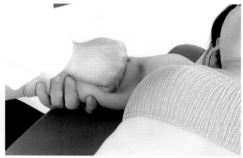

환자의 자세

치료대에 눕고 팔을 전완을 회외한다.

의사의 자세

한 손으로는 환자의 근위 주관절 부위를 고정해주고, 다른 손은 주먹을 쥔 상태로 중수지절관절을 환자의 주관절 앞부분에 올려놓는다.

치료방법

· 상완이두근의 장두는 견관절 근위부쪽으로 상완골두까지 부드럽게 쓸어 올린다.

· 상완이두근의 단두는 견관절 근위부쪽으로 액와의 내측까지 쓸어 올린다.

MET(Muscle Energy Technique)를 이용한 치료

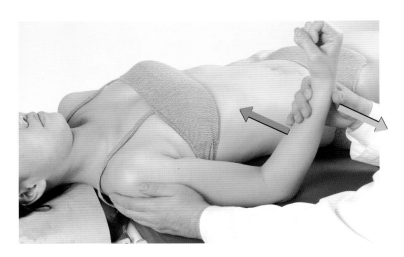

환자의 자세

치료대에 바로 누워 주관절을 90도 굴곡한다.

의사의 자세

· 한 손으로 환측의 상완을 고정하고, 다른 손으로는 전완의 원위부를 잡는다.

치료방법

· 회외시킨 환자의 팔을 신전시키며 제한장벽을 찾는다.

· 제한장벽지점 직전에서 환자는 굴곡방향으로 힘을 가하며 의사는 시작방향으로 힘을 준다.

· 7~10초 등척성 운동을 시킨 후 환자를 편안하게 이완하게 한 뒤 수동적인 신장을 가하며 새로운 장벽을 찾는다.

· 증상이 호전될 때까지 같은 동작을 반복한다.

2

상완삼두근(Triceps brachii)

상완삼두근 해부(Anatomy of triceps brachii)

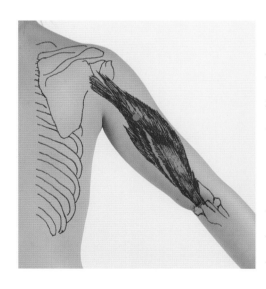

상완삼두근은 상완의 후면에 위치한 근육으로 장두, 내측두, 외측두 세 부분으로 나눠진다. 장두는 견관절의 신전, 내전, 주관절의 신전에 작용을 하는 두관절 근육인데 반하여 내측두와 외측두는 주관절 신전에만 작용하는 한관절 근육이다.

상완삼두근은 주관절과 함께 견관절을 신전시키는 동작에서 과부하가 가해질 경우(예: 골프, 볼링) 또는 팔을 쭉펴서 누르는 동작의 반복으로 인하여 통증이 나타날 수 있다. 또한 이 근육은 외측상과, 내측상과, 팔꿈치 통증의 주원인이 되는 근육이다.

기시	장두 : 견갑골의 관절하결절 (Infraglenoid tubercle of scapula)
	외측두 : 상완골의 후면상부 (Posterior humerus above spiral groove)
	내측두 : 상완골의 후면하부 (Posterior humerus below spiral groove)
종지	척골의 주두돌기 (Olecranon process of ulna)
신경	요골신경(7, 8번 경신경) (Radial nerve ; C7, 8)

검사방법

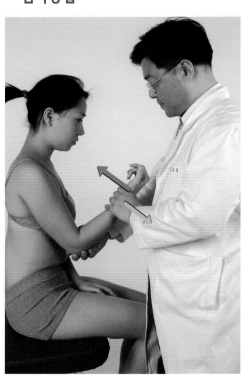

환자의 자세

앉은 자세에서 견관절을 약간 굴곡시키고, 주관절은 45도 굴곡시킨다.

의사의 자세

한 손은 팔꿈치를 고정시키고, 다른 손은 환자의 전완 원위부를 고정시킨다.

근육 테스트

의사는 환자의 주관절을 수동적으로 굴곡시키고, 환자는 이에 저항한다.

스트레칭 & 스프레이 & 신경근치료

환자의 자세

치료대에 바로 눕는다.

의사의 자세

환자의 환측 머리부분에 위치하여 한 손으로 흉곽을 고정한다.

치료방법

1) 스트레칭

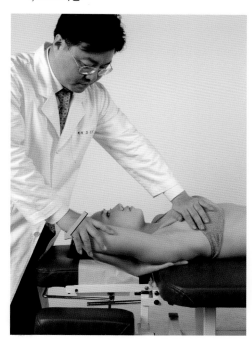

· 환자가 견관절을 굴곡, 외회전 한 후 주관절을 완전히 구부려 손바닥을 환측 견갑골
  아래 넣은 후, 의사는 환자의 팔을 하방으로 누른다.

2) 신경근치료(NMT)

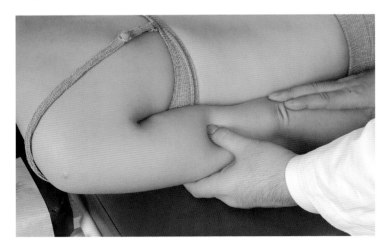

· 의사는 환자의 척골 주두 부위를 잡는다.

· 근육을 손가락 전체로 감싸쥐고 상완삼두근을 따라 후삼각의 부착부위까지 촉진한다.

· 촉진하면서 상완삼두근의 외측두와 장두가 갈라지는 부위에 압통점이 발견되면 엄지손가락을 이용하여 지그시 5초간 눌러주고 2~3초간 이완한다.

· 통증이 경감된 후 근육을 따라 올라가며 새로운 압통점을 찾는다.

3) 스프레이 & 스트레칭

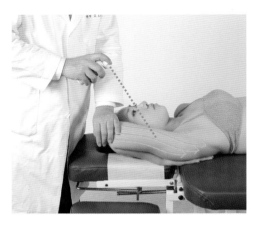
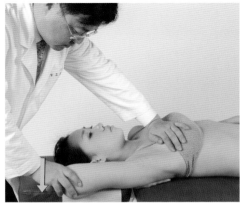

· NMT 실시 후 환자의 견관절을 굴곡, 외회전하고 주관절을 굴곡시킨다.
· 이때 환자의 상완삼두근 외측두와 내측두를 근육결을 따라 스프레이를 분사한다.
· 분사 후 의사는 한 손은 환측의 흉각을 고정하고, 다른 한 손은 환자의 주관절을 살짝 잡아 하방으로 힘을 가하여 상완삼두근의 완전한 스트레칭을 유도한다.

4) 자가스트레칭(Self-stretching)

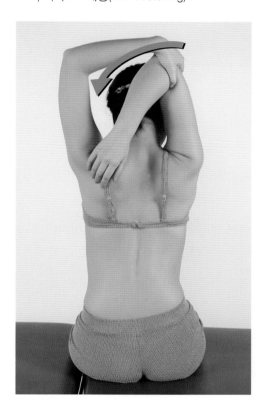

· 앉은 자세에서 환측 견관절을 완전 굴곡, 외회전시킨 후 주관절을 굴곡한다.
· 건측 팔은 주관절을 감싸 후방으로 힘을 가한다.

STT(Soft Tissue Therapy)를 이용한 치료

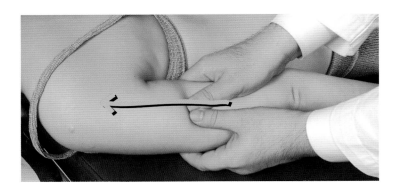

환자의 자세

환자를 치료대에 엎드리게 하고 치료하고자 하는 팔의 견관절을 약간 외전시킨다.

의사의 자세

환자의 허리부분에 서서 양손의 엄지손가락을 주두의 근부위에 놓는다.

치료방법

엄지손가락을 사용하여 적당한 압을 가하면서 부드럽게 근육을 따라 후삼각근의 부착지까지 쓸어 올라간다.

MET(Muscle Energy Technique)를 이용한 치료

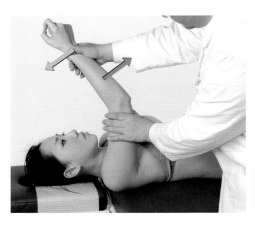 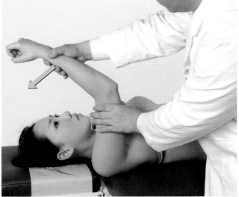

환자의 자세

치료대에 바로 눕는다. 누운 자세에서 견관절을 90도 굴곡한다.

의사의 자세

환자와 마주보고 서서 환자의 전완을 회외시킨 후 환자의 원위부 전완을 잡는다.

치료방법

· 천천히 주관절을 굴곡하여 근육을 신장시키며 제한장벽지점을 찾는다.

· 제한장벽지점 직전에서 환자는 신전시키는 방향으로 힘을 가하고 의사는 반대로
  저항을 주어 7~10초간 등척성 수축을 일으키게 한다.

· 근육을 이완시키고 새로운 장벽을 찾기 위해 주관절을 굴곡시켜 근육을 신장시킨
  다.

· 증상이 호전될 때까지 반복한다.

3

상완요골근(Brachioradialis)

상완요골근 해부(Anatomy of brachioradialis)

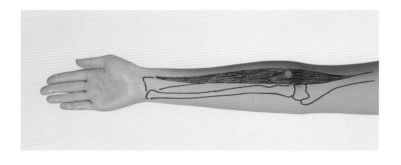

　　상완이두근과 더불어 대표적인 주관절 굴곡근으로써 전완이 중립위치에 놓여있을 때 가장 강한 힘을 나타낸다. 이 근육의 과 긴장시 주관절의 완전한 신전을 방해하는 상완삼두근의 길항근의 작용도 한다. 꽃삽으로 땅을 파거나 벽에 못을 박기 위하여 망치질을 하는 동작과 같이 반복적으로 팔을 흔들 경우 통증이 나타날 수 있다.

　기시　상완골 외측상과 능선 (Lateral supracondylar ridge of humerus)
　종지　요골의 경상돌기 (Styloid process of radius)
　신경　요골신경(5, 6번 경신경) (Radial nerve ; C5, 6)

검사방법

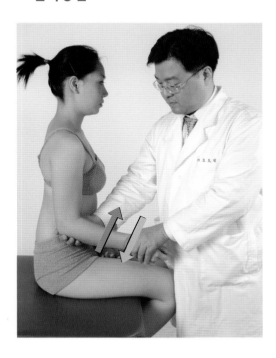

환자의 자세

앉은 자세에서 주관절 90도 굴곡하고 전완을 중립위치에 둔다.

의사의 자세

환자와 마주보고 서서 한 손은 주관절을 고정시키고, 다른 손은 환자의 전완 위에 올려 놓는다.

근육 테스트

의사는 환자의 주관절을 신전되도록 힘을 가하고 환자는 이에 저항한다.

근육 약화시 보상작용

근 약화시 전완이 내회전된다.

스트레칭 & 스프레이 & 신경근치료

환자의 자세

치료대에 눕는다. 환측 주관절 아래 5cm 높이 가량의 받침대를 받힌다.

의사의 자세

환자의 환측에 위치하여 수관절 원위부를 잡는다.

치료방법

1) 스트레칭

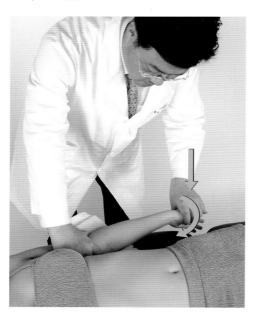

의사는 환자의 팔꿈치를 완전히 신장시킨 후 전완을 회내시켜 상완요골근의 스트레칭을 유도한다.

2) 신경근치료(NMT)

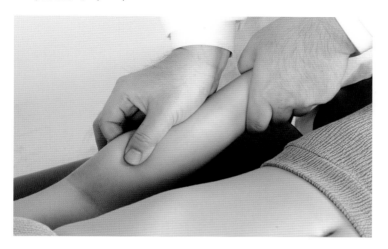

· 환자의 요골 경상돌기 위에 의사의 엄지와 검지손가락을 올려 놓는다.
· 상완요골근을 따라 기시부 쪽으로 촉진해간다.
· 주관절 주름아래 3cm 하부에 위치한 압통점이 발견될 경우 가볍게 5초간 압박하고
  2초간 이완을 통증이 감소할 때까지 반복한다.

3) 스프레이 & 스트레칭

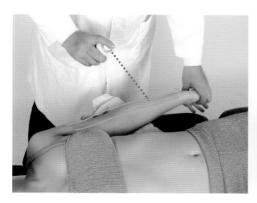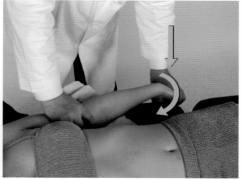

· NMT 시술 후 스프레이를 상완요골근에 분사한 후 한 손으로는 상완을 고정하고, 다
  른 손으로는 수관절 원위부를 잡고 수관절을 굴곡하여 완전 스트레칭을 유도한다.

· 수관절 굴곡시 척골 편위를 동반할 경우 스트레칭을 조금 더 유도할 수 있다.

4) 자가스트레칭(Self-stretching)

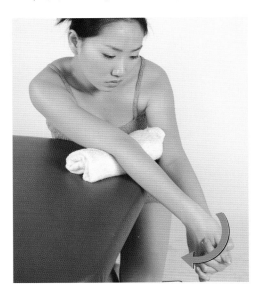

환자는 앉은 자세에서 주관절 신전, 전완 회내, 수관절 굴곡, 척측 편위시킨다.

STT(Soft Tissue Therapy)를 이용한 치료

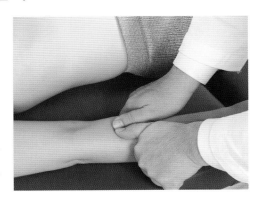

환자의 자세
바로 누운 자세에서 전완을 중립위치에 놓는다.

의사의 자세
환자의 고관절 위치에 선 후 양 엄지손가락을 요골원위부 위에 올려놓아 상완요골근을 촉진한다.

치료방법
상완골 외측과 능선을 향해 상완요골근에 강한 압을 가하면서 부드럽게 움직인다.

MET(Muscle Energy Technique)를 이용한 치료

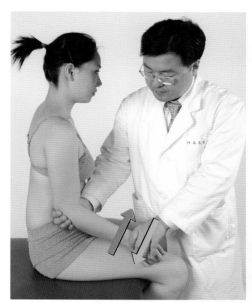 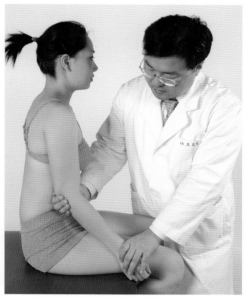

환자의 자세

환자는 치료대에 앉는다.

의사의 자세

의사는 환자 앞에 서서 치료하고자 하는 팔의 전완을 중립자세를 취하게 하고 한 손은 환자의 주관절에, 다른 한 손으로는 전완의 원위부를 잡는다

치료방법

· 의사는 환자의 팔을 신전시키며 제한장벽을 찾는다.

· 제한장벽지점 직전에서 의사는 신전방향으로 힘을 가하며 환자는 이에 저항하며 굴곡방향으로 힘을 준다.

· 7~10초 등척성 수축 후 환자를 편안하게 이완시킨 뒤 새로운 장벽을 찾는다.

· 증상이 호전될 때까지 반복 시행한다.

4

방형회내근(Pronator quadratus)

방형회내근 해부(Anatomy of pronator quadratus)

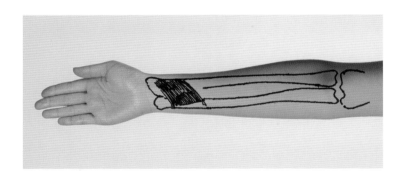

전완의 원위 요척관절 위를 가로질러 위치한 근육으로써 회내 동작시 원회내근과 같이 작용을 하지만, 주관절을 완전히 굴곡시킨 자세에서는 방형회내근이 단독으로 작용한다. 이 근육은 병변시 근육 아래로 지나는 정중신경을 압박하여 수근관중후군이 나타날 수 있다. 방형회내근은 압통점이 없다.

기시 척골전면 원위1/4 (Distal fourth of anterior ulna)
종지 요골전면 원위1/4 (Distal fourth of anterior radius)
신경 정중신경(8번 경신경, 1번 흉신경) (Median nerve ; C8, T1)

검사방법

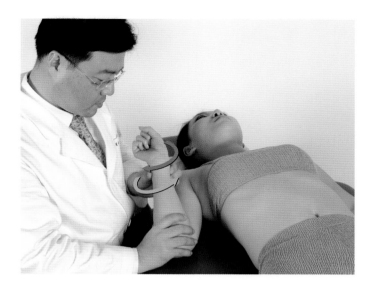

환자의 자세

누운 자세에서 원회내근의 대상작용을 피하기 위해 주관절을 완전히 굴곡시킨다.

의사의 자세

한 손은 팔꿈치를 고정시키고, 다른 손은 환자의 손목을 잡는다.

근육 테스트

환자는 손목을 회내시키고 의사는 이에 저항하여 회외시킨다.

근육 약화시 보상작용

긴장상태에서는 정중신경을 압박하여 수근관증후근(carpal tunnel syndrome)을 유발시킨다.

※ **주의사항** : 근육 테스트시 요측수근굴근과 수지굴곡근의 보상작용을 방지하기 위해 손목과 손의 긴장을 피한다

스트레칭 & 스프레이 & STT

환자의 자세

환자는 누워서 주관절을 가볍게 굴곡한다.

의사의 자세

의사는 환자의 환측 옆에 앉는다.

치료방법

1) 스트레칭

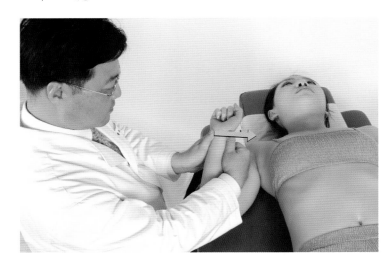

· 양 손으로 원위 요척관절을 감싸쥐고 척골은 고정하고, 원위 요골부위에는 힘을 가
  한다.

2) STT

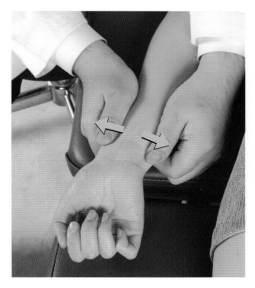

· 양손의 엄지손가락을 이용하여 방형회
내근의 근육주행에 수직으로 강한 압을
이용하여 문지르며 외측 방향으로 나간
다.

3) 스프레이 & 스트레칭

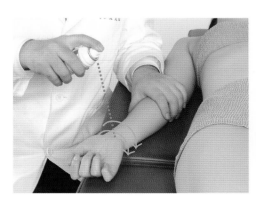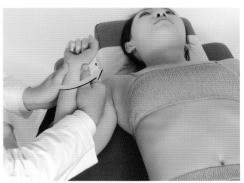

· 방형회내근에 스프레이를 분사한 후 주관절을 완전히 굴곡시킨 상태에서 원위 척
골부위를 고정하고, 원위 요골부위에 힘을 가하여 손목을 완전 회외시켜 방형회내
근의 스트레칭을 유도한다.

MET(Muscle Energy Technique)를 이용한 치료

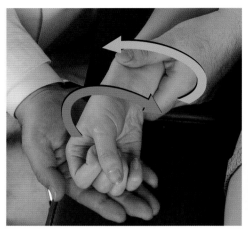 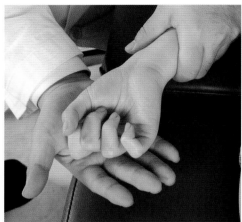

환자의 자세

치료대에 누운 자세에서 주관절을 완전히 신전시킨다.

의사의 자세

환자의 손목을 가볍게 감싸쥐고 요골의 검상돌기 위에 올려놓는다.

치료방법

· 환자는 회외동작을 시행하여 제한장벽을 찾는다.

· 제한장벽이 나타나는 범위 직전에서 의사는 회외로 저항을 가하며 환자는 이에 저항한다.

· 7~10초간 등척성 수축을 한 후 이완하여 수동적 힘을 가하여 새로운 장벽을 찾는다.

· 증상이 호전될 때까지 반복 시행한다.

5

회외근(Supinator)

회외근 해부(Anatomy of supinator)

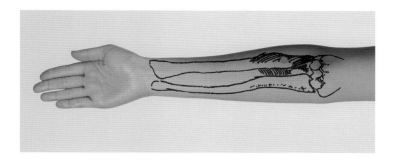

상완골 외측상과염(테니스엘보)을 일으키는 근육중 하나인 이 근육은 상완이두근과 더불어 전완 회외시키는 근육으로, 주관절이 완전 신전상태에서는 회외근만 단독으로 작용한다. 일상생활에서 문 손잡이를 과도하게 돌리거나 세탁시 옷을 돌려 짜는 등의 행동을 할 경우 또는 테니스 경기시 Back hander 자세에 의해 통증이 나타난다.

기시	척골후면의 요골절흔 밑 (Ulna)
종지	요골전면 상부의 경사선 (Proximal radius)
신경	요골신경(6번 경신경) (Radial nerve ; C6)

검사방법

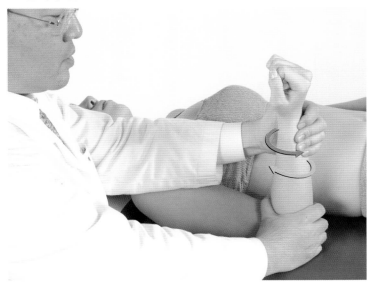

환자의 자세

바로 누운 자세에서 주관절을 90도 굴곡, 전완을 회내한다.

의사의 자세

환자의 옆에 서서 한 손은 주관절을 고정시키고, 다른 손은 환자의 손목을 감싸쥔다.

근육 테스트

환자의 손목을 회외시키고, 의사는 이에 저항한다.

스트레칭 & 스프레이 & 신경근치료

환자의 자세

치료대에 바로 눕는다.

의사의 자세

· 환자의 옆면에 서서 한 손으로는 수관절을 잡는다.

치료방법

1) 스트레칭

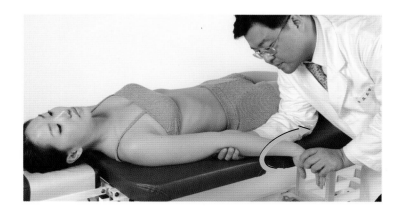

    의사의 한 손은 상완의 내회전을 방지하기 위하여 주관절을 고정하고, 다른 손은 수관절을 잡고 회내시킨다.

2) 신경근치료(NMT)

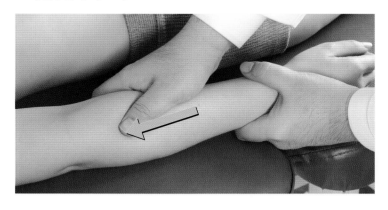

· 주관절 척골의 후면에서부터 회외근을 따라 움직이다가 회외근 종지부 부위에 압통점이 만져지면 5초간 압박을 가하고 2초간 이완함을 반복한다.

3) 스프레이 & 스트레칭

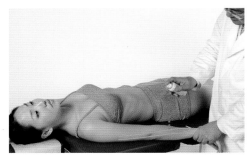 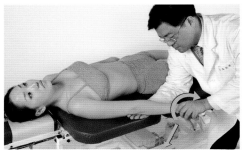

· 전완의 회내를 유지시킨 상태에서 스프레이를 회외근에 분사한다.
· 의사의 한 손은 주관절을 지지하여 완전 신전을 유지하고, 다른 손은 환자의 손목을
　잡고 회내, 척골 편위를 강조한다.

STT(Soft Tissue Therapy)를 이용한 치료

환자의 자세
바로 누운 자세에서 전완을 회내시킨다.
의사의 자세
환자와 마주보게 위치하여 한 손으로는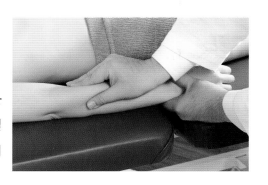
전완의 회내를 고정하고, 다른 손의 엄
지손가락을 척골과 요골의 골간막에 위
치하도록 한다.
치료방법
엄지손가락에 강한 압을 가하면서 근육을 따라 외측으로 움직인다.

MET(Muscle Energy Technique)를 이용한 치료

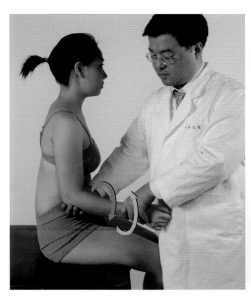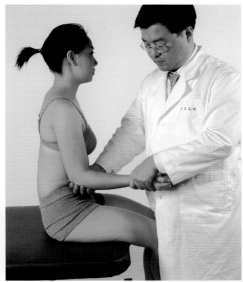

환자의 자세

앉은 자세에서 전완을 회외하고 주관절을 90도 굴곡한다.

의사의 자세

환자와 마주보고 서서 한 손으로는 주관절을 고정하고, 다른 손으로는 손목을 잡는다.

치료방법

· 환자의 손목을 잡고 회내시키며 제한장벽을 찾는다.

· 제한장벽이 느껴지는 지점 직전에서 환자는 회외하려 하고 의사는 이에 저항한다.

· 7~10초의 회외근 수축 후 의사는 환자의 전완을 회내시키며 새로운 제한장벽을 찾는다.

6

원회내근(Pronator teres)

원회내근 해부(Anatomy of pronator teres)

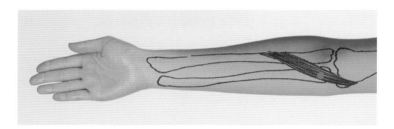

전완의 전면, 심부에 위치하고 있는 원회내근은 방형회내근과 협력하여 전완의 회내를 담당한다. 주관절을 완전히 구부린 동작에서는 방형회내근의 작용이 강한 반면, 60도 가량 구부렸을 시에는 원회내근의 작용이 강하게 나타난다. 또한 골프 엘보의 원인이 되는 근육이다.

기시   상완골의 내측상과 상부 (Above the medial epicondyle)
        척골의 오훼돌기 (Coracoid process of ulna)
종지   요골 외측면 중간부분 (Middle of lateral shaft of radius)
신경   정중신경(6, 7번 경신경) (Median nerve ; C6, 7)

검사방법

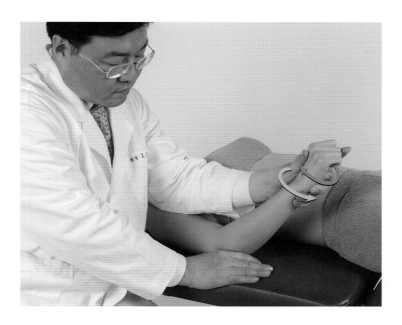

환자의 자세

누운 자세에서 전완을 완전 회외시킨후 주관절을 60도 굴곡시킨다.

의사의 자세

한 손은 팔꿈치를 고정시키고, 다른 손으로는 원회내근의 대상작용을 방지하기 위해
환자의 손목을 잡는다.

근육 테스트

환자는 전완을 회내시키려 하고 의사는 이에 저항한다.

스트레칭 & 스프레이 & 신경근치료

환자의 자세

바로 누운 자세에서 주관절을 완전 신전하고 전완을 회외시킨다.

의사의 자세

환자의 환측 옆에 위치한다.

치료방법

1) 스트레칭

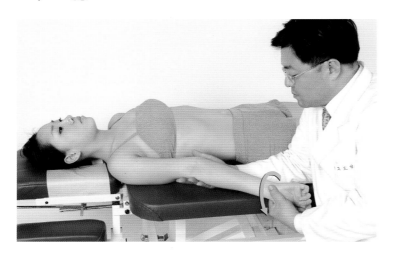

한 손으로 외회전을 방지하고, 완전 신전되도록 주관절을 지지하고, 다른 한 손은 전완을 회외시킨다.

2) 신경근치료(NMT)

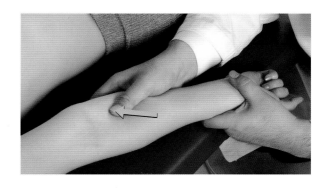

· 주관절을 지지했던 손의 엄지손가락을 환자의 상완골 상과에 올려놓는다.

· 원회내근을 평편촉진하며 종지부 지점에서 시작하여 움직이다가 상완이두근 종지부 부위에서 압통점이 발견되는 지점에서 5초간 압박을 가한다.

· 증상이 호전될 때까지 5초간 압박과 2초간 이완을 반복 시행한다.

3) 스프레이 & 스트레칭

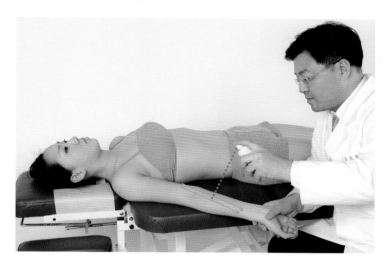

· 압통점이 사라지면 스프레이를 원회내근에 분사한다.

· 환자의 주관절을 완전 신전시키며 한 손으로는 환자의 수관절을 잡고 전완을 완전 회외시킨다.

· 이때 다른 손으로 요골을 전방으로 힘을 가할 경우 스트레칭을 보다 확실하게 할 수 있다.

STT(Soft Tissue Therapy)를 이용한 치료

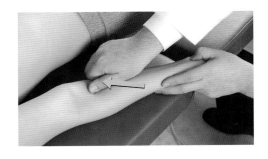

환자의 자세

바로 누운 자세에서 전완을 회외시킨다.

의사의 자세

환자와 마주보게 위치하여 한 손은 환자의 손목을 가볍게 잡고, 다른 손의 엄지손가락은 요골 외측의 중간부에 올려놓는다.

치료방법

엄지손가락의 전면을 이용하여 원회내근과 평행이 되도록 강하게 압박하며 쓸어 올린다.

MET(Muscle Energy Technique)를 이용한 치료

환자의 자세

앉은 자세에서 주관절을 90도 굴곡시키고 전완을 회내시킨다.

의사의 자세

환자와 마주보고 서서 한 손으로는 환자의 주관절을 고정하고, 다른 손은 환자의 손목을 잡는다.

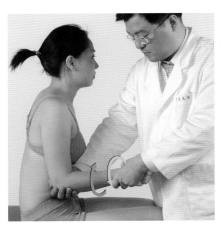

치료방법

· 의사는 환자의 손목을 잡고 회외하며 제한장벽을 찾는다.

· 제한장벽이 느껴지는 부위에서 환자는 회내하려 하고 의사는 이에 저항한다.

· 치료시 의사는 견관절의 외회전으로 인한 보상작용이 나타나지 않도록 주관절 고정에 유의한다.

골반, 대퇴부 근육

1

박근(Gracilis)

박근 해부(Anatomy of gracilis)

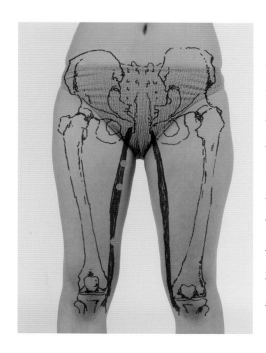

 이 근육은 대퇴의 내전과 함께 경골의 내측과에 정지하고 있어 슬관절의 굴곡과 내회전의 작용을 한다. 치마입은 여성이 고관절을 내전, 내회전시켜 의자에 앉을 경우 무릎은 붙이고 하퇴는 벌어지는 자세가 되어 이 근육을 단축시킬 수 있다. 또한 얼음판과 같은 곳에서 넘어지려고 할때 강제로 다리를 모으면서 지탱하는 동작은 박근에 무리가 된다. 박근에 통증이 나타날 때 환자들은 대퇴 내측 천층 부근에서 통증을 호소한다.

기시	치골궁의 상부 중심부 (Anterior pubis)
	치골결합의 하부 중심부 (Symphysis pubis)
종지	경골의 내측 상부 (Medial proximal tibia)
신경	폐쇄신경(3, 4번 요신경) (Obturator nerve ; L3, 4)

검사방법

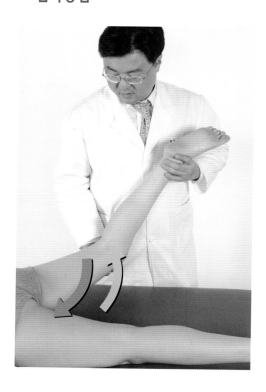

환자의 자세

고관절을 약간 외전하고 슬관절을 45도 굴곡하고 치료대에 엎드린다.

의사의 자세

한 손은 환자의 발목을 잡고, 다른 손은 환자의 무릎을 잡는다.

근육 테스트

의사는 환자의 다리를 상방 외측으로 들리도록 힘을 주고 환자는 이에 저항한다.

근육 약화시 보상작용

근 약화시 허벅지가 내전, 굴곡되고 골반이 회전, 측굴곡된다.

스트레칭 & 스프레이 & 신경근치료

환자의 자세

치료대에 바로 눕는다.

의사의 자세

환자의 환측 측면에 서서 한 손으로는 건측의 대퇴를 고정하고, 다른 손은 환자의 발목을 잡는다.

치료방법

1) 스트레칭

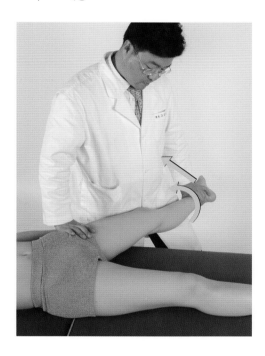

의사는 환자의 환측 다리를 슬관절의 신전을 유지하면서 고관절을 45도 정도 외전시킨 후 외회전을 시켜 박근이 신장되도록 한다.

2) 신경근치료(NMT)

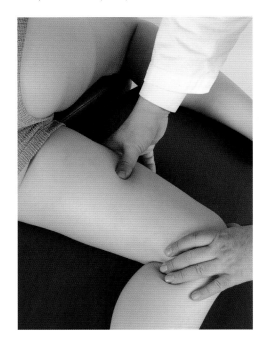

· 박근을 따라 이동하다 박근의 상위 1/3 부위에서 압통점이 느껴질 경우 5초간 압을 가한 후 2초간 이완한다. 증상이 호전 될 때까지 반복한다.

3) 스프레이 & 스트레칭

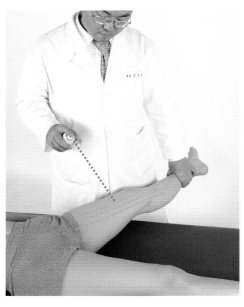

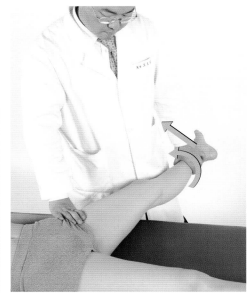

· 압통점이 사라진 것을 확인한 후 박근 위에 스프레이를 분사한다.

· 분사 후 슬관절 신전 상태에서 고관절을 외전, 외회전시켜 박근의 신장을 유도한다.

4) 자가스트레칭(Self-stretching)

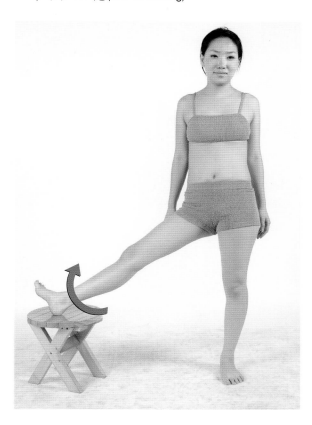

　바로 선 자세에서 고관절을 외전, 슬관절을 신전시켜 받힘대에 다리를 올려놓은 후 다리를 외회전시킨다.

STT(Soft Tissue Therapy)를 이용한 치료

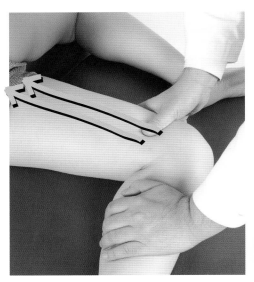 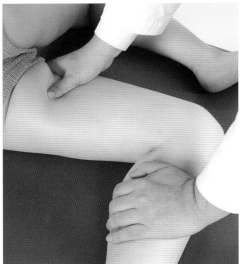

환자의 자세

환측이 아래쪽으로 향하게 하여 옆으로 눕는다.

의사의 자세

환자와 마주 보고 선다.

치료방법

· 환자의 경골 내측 상부에서 손가락 끝을 이용하여 치골부위까지 근육을 따라 쓸어 올린다.

MET(Muscle Energy Technique)를 이용한 치료

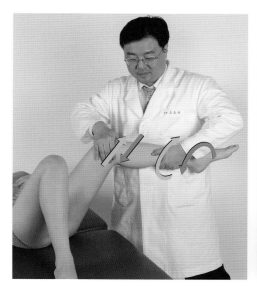 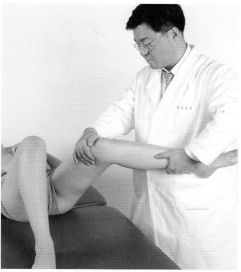

환자의 자세

바로 누운 자세에서 골반의 안정성을 위해 건측 반대 다리는 고관절, 슬관절을 구부리고 발바닥을 침대에 고정시킨다.

의사의 자세

환자의 환측에 서서 한 손은 환자의 하퇴를 잡고, 다른 한 손은 슬관절 내측 위치에 둔다.

치료방법

· 의사는 환측 다리의 고관절을 굴곡 · 외전 · 외회전하고 슬관절 굴곡을 취해가면서 제한장벽이전까지 신장한다.

· 의사는 고관절 외전, 외회전의 힘을 다시 가하고 환자로 하여금 고관절 내전, 내회전의 힘을 주면서 저항하도록 한다.

· 이러한 등척성 수축을 7~10초간 지속한 후 이완한다.

· 증상이 호전될 때까지 반복 시행한다.

2

봉공근(Sartorius)

봉공근 해부(Anatomy of sartorius)

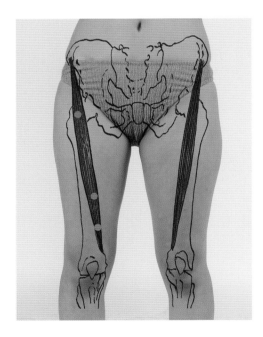

인체에서 가장 긴 근육인 봉공근은 대퇴를 굴곡, 외전, 외회전시키며 슬관절 굴곡의 기능을 하는 근육이다. 또한 한쪽다리로 서 있을 경우 슬관절 외측에서 가해지는 외력을 내측 측부인대와 더불어 슬관절 내측의 안정성을 보충한다. 봉공근은 주로 양반다리 자세로 오랜시간 바닥에 앉아 있는 경우 단축될 수 있으며, 장시간 서있는 자세로 근무하는 사람일 경우 이완성 수축에 의해 긴장이 증가될 수 있다. 이 근육의 손상시 근육의 주행방향을 따라 통증이 나타나나 통증의 깊이는 심부로 느끼지는 않는다. 또한 지속적인 근 긴장은 대퇴부 혈관들에 압박을 가해 하지 부종을 일으킬 수도 있다.

기시	전상장골극 (Anterior superior iliac spine)
종지	경골의 내측상부 (Upper medial shaft of tibia)
신경	대퇴신경(2, 3, 4번 요신경) (Femoral nerve ; L2~4)

검사방법

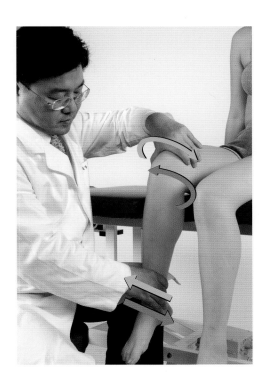

환자의 자세

치료대에 앉는다. 이때 환자의 대퇴후부
는 치료대에 밀착시키고, 양손은 치료대
를 짚어 기저면을 넓힌다.

의사의 자세

환자의 옆에 서서 한 손은 무릎 외측을,
다른 한 손은 발목 안쪽을 잡는다.

근육 테스트

환자는 고관절의 굴곡, 외회전 및 슬관절
의 굴곡동작을 하려 하고, 의사는 이에
저항하여 무릎측 손은 내측 하방, 발목측
손은 외측 하방으로 저항을 가한다.

근육 약화시 보상작용

고관절이 내전, 내회전된다.

스트레칭 & 스프레이 & 신경근치료

환자의 자세

치료대에 바로 눕는다. 건측 다리를 구부려 가슴 앞으로 당긴다.

의사의 자세

환자의 환측에 서서 한 손으로는 환측 골반을 고정하고, 다른 손은 환측의 발목을 잡는다.

치료방법

1) 스트레칭

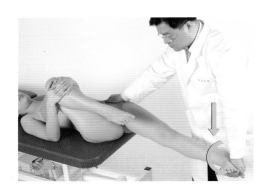

고관절을 내회전, 신전하고 내전 후 슬관절을 신전시켜 봉공근을 스트레칭시킨다.

2) 신경근치료(NMT)

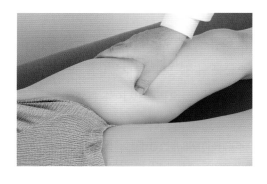

· 봉공근을 따라 대퇴를 가로질러 전상장골극까지 평편촉진을 하면서 압통점을 찾아 가벼운 압을 가하며 올라간다.

· 봉공근 상부의 압통점은 대퇴직근과 교차하는 부위에서 쉽게 나타나며, 봉공근 하부의 압통점은 중간 광근과 교차하는 부위에서 나타난다.

3) 스프레이 & 스트레칭

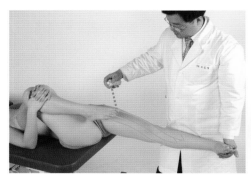 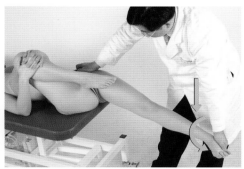

· 봉공근의 압통점이 사라진 후 스프레이를 분사한다.
· 스프레이를 분사한 후 환측 고관절을 내회전, 내전 후 과신전을 하여 봉공근을 스트
  레칭한다.

4) 자가스트레칭(Self-stretching)

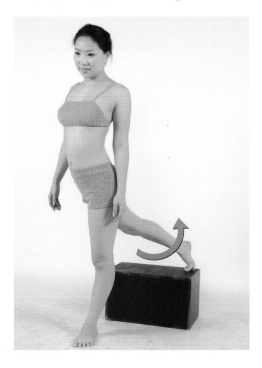

받침대를 이용하여 환측 다리의 슬관절
신전을 유지하며 고관절을 신전, 내전
후 내회전시킨다.

STT(Soft Tissue Therapy)를 이용한 치료

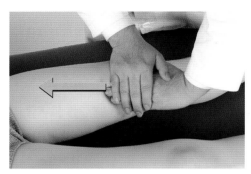 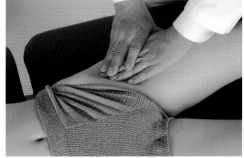

환자의 자세

치료대에 바로 눕는다.

의사의 자세

환자의 옆에 선다.

치료방법

· 의사의 손가락을 모아 환자의 슬관절 내측에 올려놓는다.

· 환자의 대퇴를 사선으로 가로지르며 전상장골극까지 강한 압을 가하여 천천히 움
  직인다.

MET(Muscle Energy Technique)를 이용한 치료

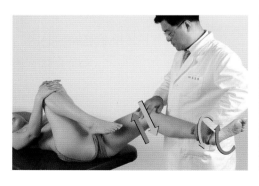 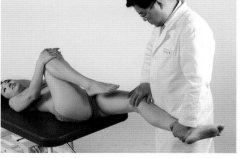

환자의 자세

환자는 골반을 치료대 끝에 걸치고 누운 자세에서 건측의 다리를 구부려 가슴쪽으로 당긴후 양손으로 깍지를 낀다

의사의 자세

환자의 환측 외측에 위치하여 환자의 무릎과 발목을 감싼다.

치료

· 의사는 환자의 다리를 고관절 신전, 내전, 내회전과 슬관절 굴곡을 시키며 봉공근의 제한장벽을 찾는다.

· 제한장벽이 느껴지는 범위에서 환자는 제기차기 자세 - 고관절 굴곡, 외전, 외회전, 슬관절 굴곡 - 을 하며 봉공근을 수축시키고, 의사는 무릎과 발목에 반대압을 가한다.

3

대퇴사두근(Quadriceps femoris)

대퇴사두근 해부(Anatomy of quadriceps femoris)

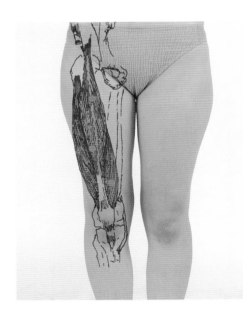

대퇴사두근은 무릎의 신전작용을 하는 근육으로서 무릎관절염 및 무릎관절의 제한적인 움직임이 나타나는 사람에게 반드시 평가하여야만 한다. 이 근육은 대퇴직근, 내측광근, 중간광근, 외측광근으로 구성되어 있다. 대퇴직근은 슬관절의 신전뿐만 아니라 고관절의 굴곡 역할도 보조한다. 내측광근과 외측광근은 슬개골을 각각 상외측 방향과 상내측 방향으로 당기는 역할을 함으로써 O형 다리와 X형 다리의 평가에 중요한 역할을 한다. 대퇴사두근은 대퇴 전면과 내외측의 통증과 무릎관절의 뻣뻣한 느낌을 나타내며, 밤사이에 통증이 심해지기도 한다. 대퇴사두근의 근 긴장은 고관절과 슬관절의 변형에도 영향을 미칠 수 있다.

기시	대퇴직근 : 전하장골극, 관골구 상연
	(Anterior inferior iliac spine, Upper aspera on posterior femur)
	내측광근 : 대퇴골 후면의 조선 (Linea aspera on posterior femur)
	외측광근 : 대퇴골 후면의 조선 (Linea aspera on posterior femur)
	중간광근 : 대퇴골간의 전외측면 (Anterior and lateral femoral shaft)
종지	슬개골, 슬개인대를 넘어 경골조면 (Patella, patellar ligament to tibial tuberosity)
신경	대퇴신경(2, 3, 4번 요신경) (Femoral nerve ; L2~4)

검사방법

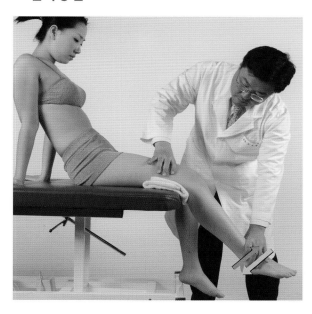

환자의 자세

치료대에 완전히 걸터앉은 자세에서 양손으로는 침대를 지지하여 기저면을 넓혀 안정성을 유지한다.

의사의 자세

환자의 옆측에 서서 한 손으로 발목을 잡는다.

근육 테스트

환자는 무릎을 신전하려 하고, 의사는 이에 저항한다.

근육 약화시 보상작용

근 약화시 골반이 뒤로 제껴지는 것을 볼 수 있다.

스트레칭 & 스프레이 & 신경근치료

[대퇴직근]

환자의 자세

환측 다리를 위로하게 하여 옆으로 눕고, 아래측 다리는 안정성을 유지하기 위하여 자연스럽게 구부린다.

의사의 자세

환자의 뒤측에 서서 한 손으로 환자의 골반을 지지하고, 다른 손으로 환자의 발목을 잡는다.

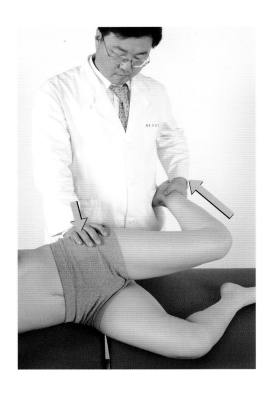

1) 스트레칭

· 환자의 고관절을 신전 상태로 유지한 채 슬관절을 굴곡시킨다.

2) 신경근치료(NMT)

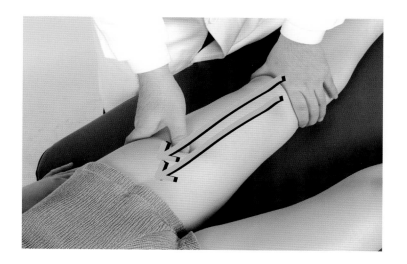

· 환자의 무릎 경골 조면에 골반을 지지하던 손의 엄지손가락을 올려놓는다.

· 엄지손가락에 압을 가하면서 대퇴직근을 따라 전하장골극을 향하여 이동한다.

· 이때 경골조면과 전하장골극 중간지점에서 압통점이 발견될 경우 강한 압력을 가하여 압통점을 제거한다.

3) 스프레이 & 스트레칭

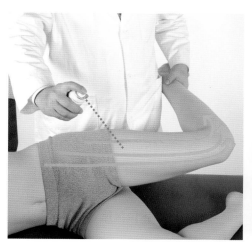
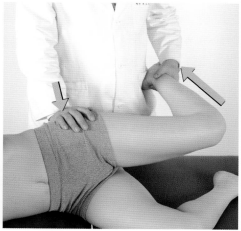

· 의사는 한 손은 골반을 지지하고, 다른 손은 환자의 발목을 잡고 슬관절을 굴곡시킨다.
· 고관절의 신전을 유지하고, 스프레이를 대퇴직근에 분사한다.
· 고관절의 완전 신전을 유도하여 대퇴직근의 스트레칭을 유도한다.

STT(Soft Tissue Therapy)를 이용한 치료

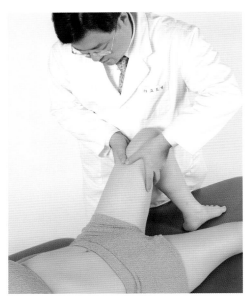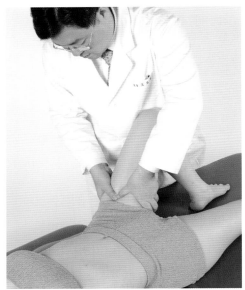

환자의 자세

바로 누운 자세에서 고관절과 슬관절을 굴곡하고 발바닥을 치료대에 고정한다.

의사의 자세

치료하고자 하는 측에 서서 양손으로 환자의 대퇴를 가볍게 잡는다.

치료방법

· 손가락 전체로 감싸주고 강한 압을 이용하여 대퇴를 쓸어 내린다.
· 이때 압통점이 발견되는 지점에서 조금 더 강한 압을 가한다.

[내측광근]

환자의 자세

바로 눕는다.

의사의 자세

의사는 환자와 마주보고 서서 환자의 발목을 잡는다.

1) 스트레칭

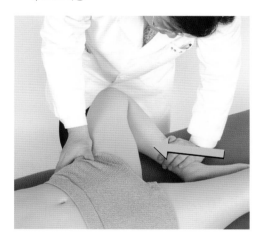

고관절을 외전상태에서 발목을 잡고 무
릎을 구부려 내측광근을 스트레칭시킨
다.

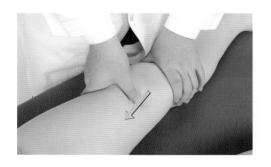

2) 신경근치료(NMT)

· 엄지손가락을 슬개골 내측 상연에 올
려놓고 압을 가하려 내측광근을 따라
기시부로 이동한다.

· 슬개골 내측연 상방 5~10cm 위치하는
곳에 압통점이 느껴질 경우 강한 압력
으로 압통점을 압박한다.

3) 스프레이 & 스트레칭

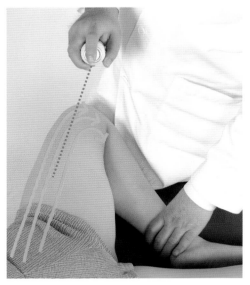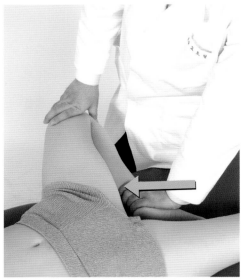

· NMT 실시 후 내측광근에 스프레이를 분사한다.
· 분사한 후 발목을 잡고 무릎을 좀더 구부려 과신장을 유도한다.

STT(Soft Tissue Therapy)를 이용한 치료

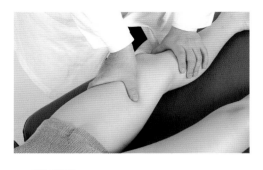

환자의 자세
바로 누운 자세에서 환자의 대퇴를 약간
외회전시킨다.
의사의 자세
엄지손가락을 환자의 슬개골 내측 상연
에 올려놓는다.

치료방법
환자의 내측광근을 따라 강하게 압을 가하며 문지르며 기시부까지 올라간다.

[외측광근]

환자의 자세

바로 누운 자세로 눕는다.

의사의 자세

의사는 환자와 마주보고 서서 환자의 발목을 잡는다.

1) 스트레칭

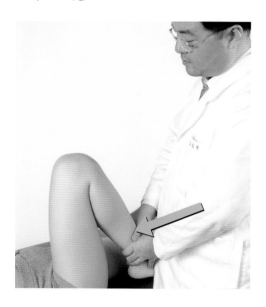

고관절이 90도 굴곡된 상태에서 환자의
발목을 대퇴를 향하여 밀어 외측광근을
스트레칭시킨다.

2) 신경근치료(NMT)

· 엄지손가락을 슬개골 외측 상연에
올려놓고 압을 가하여 외측광근을
따라 기시부로 이동한다.

· 슬개골 외측 상연 3~5cm 상방 부위
에 압통점이 느껴질 경우 강한 압력
으로 압통점을 압박한다.

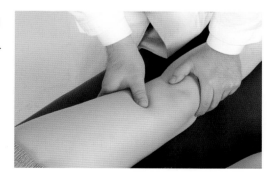

3) 스프레이 & 스트레칭

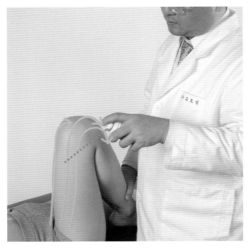 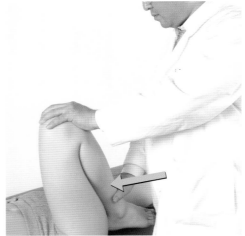

· NMT 실시 후 외측광근에 스프레이를 분사한다.
· 분사한 후 고관절은 고정하고 발목을 대퇴쪽으로 더욱 밀어 외측광근의 과신장을
  유도한다.

STT(Soft Tissue Therapy)를 이용한 치료

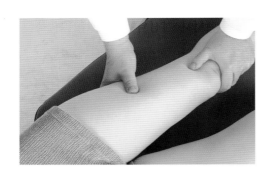

환자의 자세
바로 누운 자세에서 환자의 대퇴를 약간
내회전시킨다.
의사의 자세
엄지손가락을 환자의 슬개골 외측 상연
에 올려놓는다.
치료방법
환자의 외측광근을 따라 강하게 압을 가
하며 기시부까지 올라간다.

MET(Muscle Energy Technique)를 이용한 치료

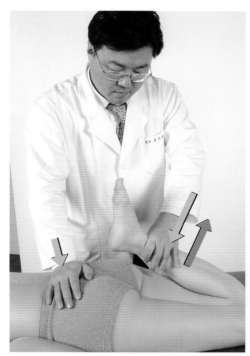 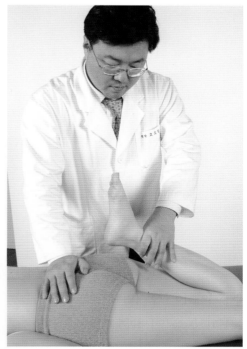

환자의 자세

치료대에 엎드리고 허리 아래측에 베개를 받힌다.

의사의 자세

환자 옆에 선다.

치료방법

· 한 손으로는 골반을 고정하고, 다른 한 손으로는 발목을 잡고 천천히 슬관절을 굴곡
하여 제한장벽을 찾는다.

· 제한장벽 직전에서 환자는 신전하려 하고 의사는 이에 저항한다.

· 7~10초간의 등척성 수축 후 이완한다. 이때 의사는 새로운 제한장벽을 찾는다.

대퇴사두근의 자가스트레칭(Self-stretching)

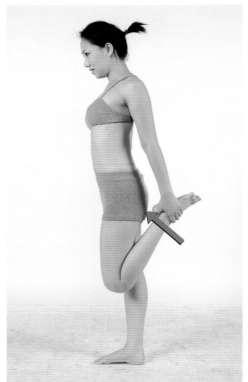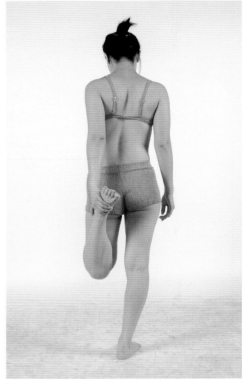

서서 고관절 신전을 유지하며 발목을 잡고 슬관절을 굴곡시킨다.

4

대퇴근막장근(Tensor fasciae latae)

대퇴근막장근 해부(Anatomy of tensor fasciae latae)

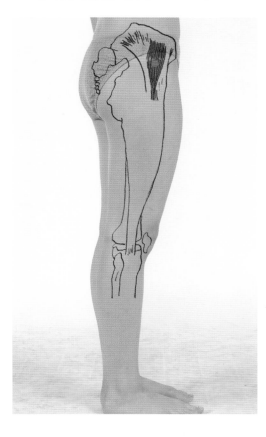

대퇴근막장근은 고관절의 굴곡, 외전 및 내회전 기능을 담당한다. 보행시 입각기 동안 동작을 조절하는 주된 기능을 하며 슬관절의 안정화에도 도움을 준다. 이 근육은 단독으로 문제가 발생될 수 있고, 그 통증은 대전자를 중심으로 하여 무릎과 대퇴 밑으로 퍼지기도 한다.

기시 장골능 (Iliac crest), 전상장골극의 외측
종지 장경인대 (Iliotibial tract)
신경 상둔신경 (Superior gluteal nerve)

검사방법

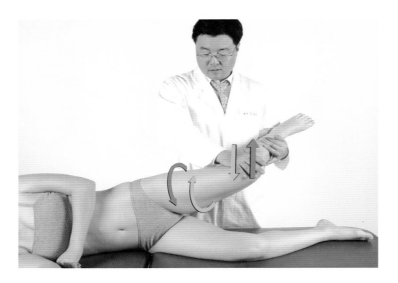

환자의 자세

누운 자세에서 검사측 다리를 들어올리고 고관절을 굴곡, 외전, 내회한다.

의사의 자세

한 손은 검사하는 다리의 발목을, 다른 손은 무릎의 외측을 잡아 고정시킨다.

근육 테스트

의사는 환자는 발목을 잡고 내전, 신전시키는 방향(안쪽과 아래쪽 방향)으로 힘을 가하고, 환자는 이에 저항한다.

근육 약화시 보상작용

근 약화시 검사하는 쪽의 골반이 들리거나, 무릎이 굴곡된다. 또한 내회전을 유지하기가 어렵다.

스트레칭 & 스프레이 & 신경근치료

환자의 자세

환측을 위로하여 옆으로 눕는다. 아래쪽 다리는 구부려 가슴쪽으로 당긴다.

의사의 자세

환자의 뒤에 선다

치료방법

1) 스트레칭

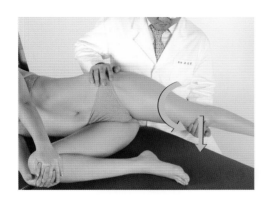

· 한 손은 골반을 고정하고, 다른 손은 무릎의 내측을 감싼후 고관절을 내전한다.

2) 신경근치료(NMT)

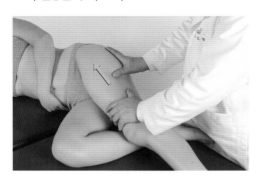

· 대퇴근막장근이 신장된 자세에서 골반을 고정하던 손으로 대전자와 전상장골극 사이를 평편촉진한다.
· 통증이 느껴지는 부위를 5초 정도 압박하고 2~3초간의 이완을 통증이 경감될 때까지 반복 시행한다.

3) 스프레이 & 스트레칭

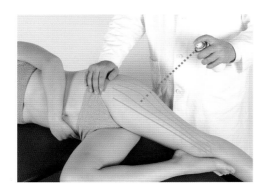

· NMT로 통증유발점을 감소시킨 후 신
  전된 자세에서 스프레이를 전상장골
  극에서 하퇴방향으로 분사한다.
· 분사 후 대퇴근막장근을 최대한 스트
  레칭해준다.
· 10초간 자세를 유지해주고 3회 이상
  정도 반복해준다.

4) 자가스트레칭(Self-stretching)

· 건측 다리를 환측 다리 앞에서 교차하
  여 선다.
· 체중을 교차된 건측 다리로 전달하면
  서 상체를 건측 방향으로 기울인다.

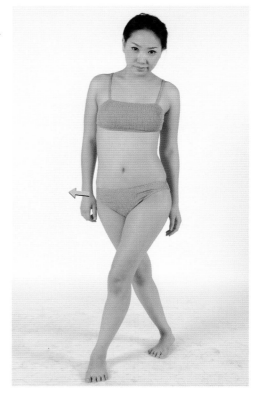

STT(Soft Tissue Therapy)를 이용한 치료

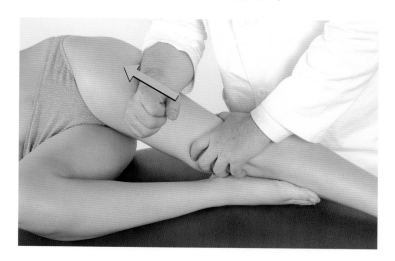

대퇴근막장근은 길이가 짧지만 장경인대까지 연결되어 있어 넓은 부위를 치료한다.

환자의 자세

치료대에 눕는다.

의사의 자세

대전자와 무릎 사이 중간지점에 상부 전완을 접촉한다.

치료방법

· 환자에게 자극의 정도를 확인하며 무릎의 외측에서 시작하여 대전자를 지나 장골
  능선(iliac crest)에 이르도록 전완의 척측부로 밀어 올린다.

MET(Muscle Energy Technique)를 이용한 치료

대퇴근막장근의 MET치료 방법은 다음 두 가지가 있다.

1) 환측을 위로한 자세

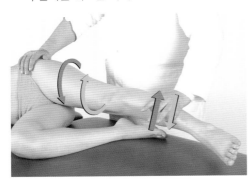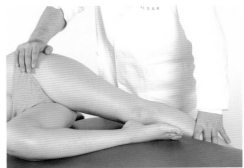

이 치료 방법은 중력이 저항력으로 작용하므로 대퇴에 주는 저항력을 낮춘다.

환자의 자세

환자를 환측 위로 옆으로 눕힌다. 제한장벽 직전까지 신전, 내전한다.

의사의 자세

의사는 환자 뒤에 서서 한 손으로 골반을 고정하고, 다른 손은 하퇴 외측부를 잡는다.

치료방법

· 의사는 신전, 내전하는 힘을 하퇴 외측부에 가하고 환자는 이에 저항하여 외전하려
  는 힘을 준다.

· 이러한 등척성 수축을 7~10초간 지속한 후 이완한다.

· 환자가 숨을 내쉴 때 수동적 신장을 더 가해서 새로운 장벽을 만들어 준다.

2) 건측을 위로한 자세

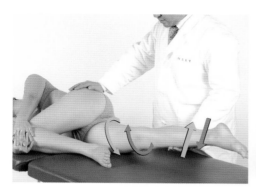 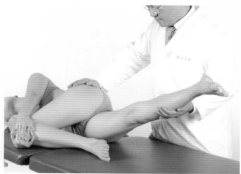

환자의 자세

건측이 위로 오게 옆으로 누워서 자연스럽게 고관절, 무릎을 굴곡한다.

의사의 자세

의사는 환자 뒤에 서서 한 손으로 골반을 고정하고, 다른 손은 환측 하퇴를 감싸쥔다.

치료방법

· 의사는 환측 하지를 내회전시켜 내전시키기 위해 수직으로 들어 올리는 힘을 주고,
  환자는 이 힘에 저항하여 아래로 하지를 누르려는 힘을 준다.

· 이러한 등척성 수축을 7~10초간 지속한 후 이완한다.

· 환자가 숨을 내쉴 때 수동적 신장을 더 가해서 새로운 장벽을 만들어 준다.

5

둔부내전근(Hip adductors)

둔부내전근 해부(Anatomy of hip adductors)

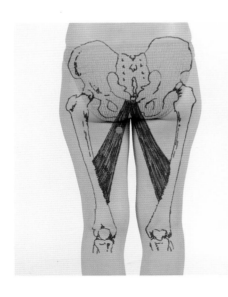

둔부내전근은 대내전근(adductor magnus), 장내전근(adductor longus), 다내전근(adductor brevis)으로 구성된다. 대내전근은 상부를 소내전근이라 한다. 주된 기능은 고관절의 내전이며, 굴곡 및 내회전의 보조기능을 한다. 대내전근의 후부섬유는 대퇴의 신전운동에 작용한다. 장단내전근에 통증유발점이 생기면 대퇴 상부 전·내측면, 슬관절의 내측 상부를 따라 통증이 방사되고 대내전근은 대퇴내측면에서 좀더 사타구니와 골반내로의 통증이 느껴진다.

기시	대내전근 - 전부섬유 : 치골지 (Pubis)
	후부섬유 : 좌골조면 (Ischial tuberosity)
	장내전근 / 단내전근 - 치골전면(Anterior)
종지	대내전근 : 대퇴골 후면의 조선, 대퇴골 내측의 내전근 결절(내측과 위의)
	(Linea aspera on posterior femur, adductor tubercle of medial fumur)
	장내전근 / 단내전근 - 대퇴골 후면의 조선 (Linea aspera on posterior femur)
신경	대내전근 - 전부 : 폐쇄신경 (Obturator nerve)
	후부 : 좌골신경 (Sciatic nerve)
	장내전근 / 단내전근 - 폐쇄신경 (Obturator nerve)

검사방법

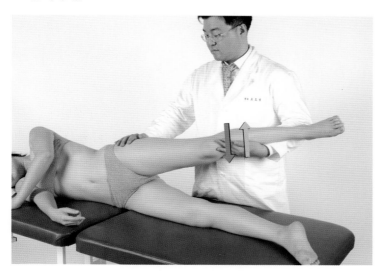

환자의 자세

환측을 위로하여 누운 자세에서 위쪽 다리를 들어올려 의사 가까이에 대고, 아래쪽 다리는 그대로 테이블에 댄다. 이때 다리와 골반 척추는 일직선이 되어야 한다.

의사의 자세

한 손은 환자의 위쪽 다리를 잡고, 다른 손으로 골반을 눌러 고정시킨다.

근육 테스트

환자는 검사측 다리를 굴곡이나 신전 없이 그대로 위로 올린다. 이때 환자는 위쪽 다리를 아래로 내리고 의사는 이에 저항한다.

근육 약화시 보상작용

고관절의 신전은 대둔근의 보상작용이고, 굴곡은 굴곡근의 보상작용이다.

스트레칭 & 스프레이 & 신경근치료

환자의 자세

바로 누워서 치료하고자 하는 다리측 고관절과 무릎을 굴곡시켜 최대한 환자에게 외전할 수 있을 만큼 외전한다.

의사의 자세

의사는 치료하고자 하는 다리에 선다.

치료방법

1) 스트레칭

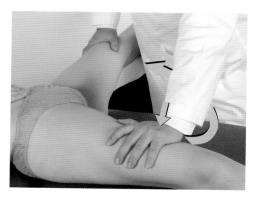

대내전근

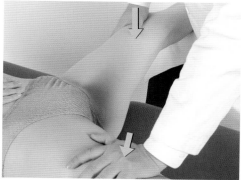

장 · 단내전근

· 한 손으로는 건측 대퇴부를 고정하고 다른 한 손으로는 환측 하지를 잡는다. 이때 의사는 환자의 다리 사이에 위치해 환측 하지를 의사의 허리부분에 얹혀두어 회전시키는 힘을 돕도록 한다.

· 호를 그리듯 환자의 머리방향으로 외전하면 대내전근이 부분적으로 스트레칭되고, 수평위 외전 즉, 하지를 바닥을 향해 눌러줄 경우 장·단내전근이 부분적으로 스트레칭이 된다.

2) 신경근치료(NMT)

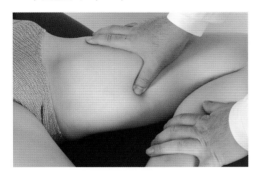

· 대내전근을 스트레칭시킨 상태에서 한 손을 이용해 대퇴의 후내측을 평편 촉진한다.

· 장·단내전근의 경우, 스트레칭된 상태에서 다른 손을 이용해 대퇴의 전내측을 집게 촉진한다.

· 통증이 나타나는 부위를 5초간 통증이 사라질 때까지 압박하고 2초간 이완한다.

3) 스프레이 & 스트레칭

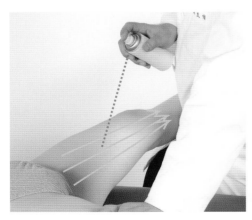
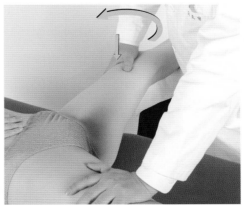

· 환측 하지를 호를 그리듯 머리쪽으로 외전시킨 자세에서 스프레이를 무릎 내측에서 서혜부까지 대퇴내측과 후내측에 분사하여 대내전근을 자극한다.
· 분사 후 최대한 스트레칭하여 10초간 자세를 유지하고, 3회 이상 반복 스트레칭해준다.
· 장 · 단내전근을 위해선 하지를 외전시킨 후 바닥을 향하도록 힘을 가해 스트레칭한 상태에서 스프레이를 이용해 대퇴내측과 하퇴까지 분사한다.

4) 자가스트레칭(Self-stretching)

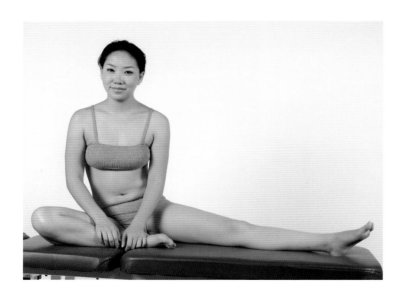

· 환자는 건측 슬관절을 굴곡하고 환측 슬관절을 신전, 고관절 굴곡과 외전 상태로 바닥에 앉는다.
· 이 자세에서 체간을 앞으로 숙이면 장 · 단내전근에 좀더 스트레칭을 가할 수 있다.

STT(Soft Tissue Therapy)를 이용한 치료

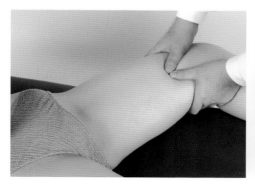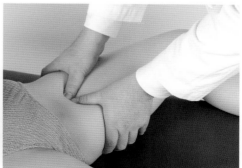

환자의 자세

바로 누워 약간의 고관절 외전과 슬관절 굴곡을 시킨다.

의사의 자세

환자 환측의 하지쪽에서 골반을 향하여 선다.

치료방법

· 의사는 두 엄지를 모아서 대퇴 내측의 원위부에서 근위로 밀어 올린다.

· 대퇴 내측에서 안쪽으로 촉진하여 좀더 대퇴 뒤쪽으로 가면 대내전근에 적용할 수 있다.

· 사타구니 또는 서혜부에 너무 강한 압이 주어지지 않게 주의해야 한다.

MET(Muscle Energy Technique)를 이용한 치료

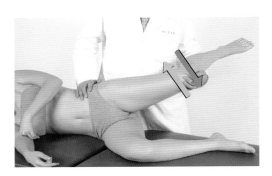

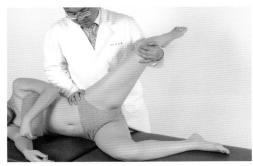

환자의 자세

치료하고자 하는 다리를 위로하여 옆으로 눕는다. 아래 다리는 편하게 구부린다.

의사의 자세

환자의 뒤에 서서 한 손은 반대측 골반을 고정하고, 다른 손은 무릎을 잡는다.

치료방법

· 환자는 최대한 외전시킨 후 내전력을 주고 의사는 외전력을 준다.

· 움직임이 일어나지 않게 등척성 수축을 하게 한 후 최대한 이완하면서 새로운 제한
  장벽을 찾는다.

· 증상이 호전되도록 반복하여 실시한다.

6

중둔근(Gluteus medius)

중둔근 해부(Anatomy of gluteus medius)

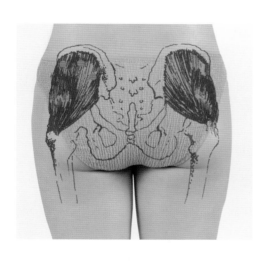

중둔근은 소둔근과 함께 고관절을 외전 시키는 기능을 한다. 보행시 한발로 서 있는 동안 같은쪽 골반을 안정적으로 잡아주는 근육이며, 일상생활에서 긴장력을 많이 받는 근육중의 하나이다. 통증유발점이 생기면 보행시 통증을 호소하며 내전이 잘 안되고 천장관절의 문제에서 비롯된 통증과 유사하여 진단에 혼란을 준다.

기시   장골능 (Iliac crest)
종지   대퇴골 대전자 (Greater trochanter of femur)
신경   상둔신경 (Superior gluteal nerve)

검사방법

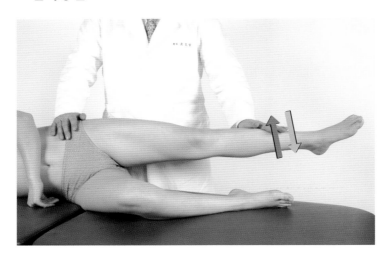

환자의 자세

환측 다리가 위로 오게 옆으로 눕고, 건측 다리는 자연스럽게 구부린다.

의사의 자세

환자의 뒤에 서서 한 손은 환자의 골반에 고정시키고, 다른 손은 환자의 하퇴에 올려 놓는다.

근육 테스트

의사는 환자의 하퇴를 아래로 누르고 환자는 이에 저항한다.

근육 약화시 보상작용

근 약화시 골반이 뒤쪽으로 회전된다.

스트레칭 & 스프레이 & 신경근치료

[중둔근 전부의 치료]

1) 스트레칭

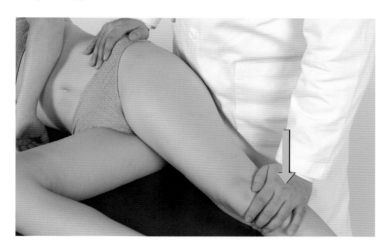

환자의 자세

환측이 위로 오게 하여 옆으로 눕는다.

의사의 자세

환자의 뒤에 서서 한 손은 골반을 고정하고, 다른 손으로 환자의 무릎 외측을 잡는다.

치료방법

환자의 고관절을 신전 · 내전시킨 후 무릎 외측을 하방으로 누르며 스트레칭시킨다.

2) 신경근치료(NMT)

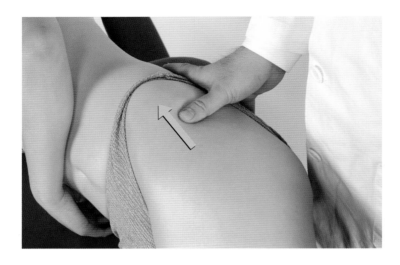

· 외측연에서 대전자 사이를 평편촉진하여 압통점이 느껴지는 부위를 엄지손가락으로 5초간 압박 후 2초간 이완한다.
· 통증이 경감될 때까지 반복한다.

3) 스프레이 & 스트레칭

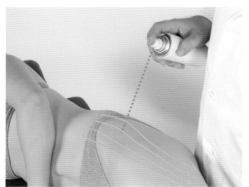 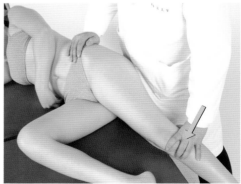

· 스트레칭된 자세에서 스프레이를 중둔근 전부에 분사한다.
· 분사 후 무릎 외측을 하방으로 누르며 스트레칭시켜 10초 정도 유지 후 이완을 3회
  이상 반복한다.

[중둔근 후부의 치료]

1) 스트레칭

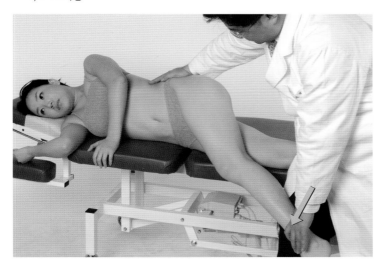

환자의 자세

환측이 위로 오게 하여 옆으로 눕힌다.

의사의 자세

치료대 끝부분에 서서 한 손은 골반을 고정하고, 다른 손으로 환자의 하퇴부에 올려놓
는다.

치료방법

환자의 고관절을 굴곡 · 내전시킨 후 하퇴를 하방으로 누르며 스트레칭시킨다.

2) 신경근치료(NMT)

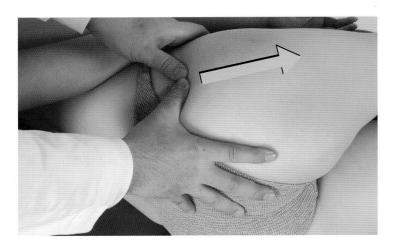

- 천장관절에서 대전자 사이를 평편촉진하여 압통점이 느껴지는 부위를 5초간 압박한 후 2초간 이완한다.
- 통증이 경감될 때까지 반복한다.

3) 스프레이 & 스트레칭

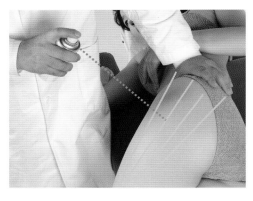 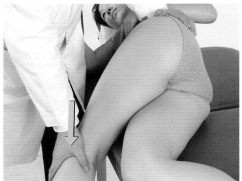

- 스트레칭된 자세에서 스프레이를 천장관절에서 장골능 사이와 대전자 사이를 분사한다.
- 분사 후 하퇴를 하방으로 힘을 가해 최대한 스트레칭하여 자세를 10초간 유지하고 이완한다. 이 자세를 3회 이상 실시한다.

4) 자가스트레칭(Self-stretching)

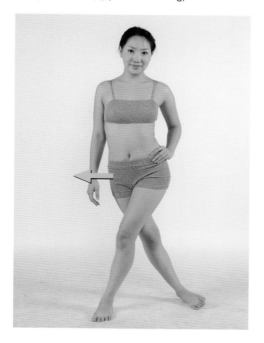

환자는 서있는 자세에서 환측 하지를 건측 하지 뒤에서 교차시키고 상체를 건측으로 측방굴곡시키면서 중둔근 부위를 스트레칭시킨다.

STT(Soft Tissue Therapy)를 이용한 치료

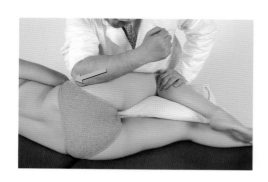

환자의 자세

· 환측이 위로 오게 옆으로 누운 자세에서 고관절, 슬관절을 굴곡시킨다.
· 이때 환측다리는 베개로 지지하여 고관절 내전을 방지한다.

의사의 자세

환자의 앞부분에 선다.

치료방법

· 의사는 팔꿈치를 이용해 근섬유와 평행하게 쓸어 올린다.

MET(Muscle Energy Technique)를 이용한 치료

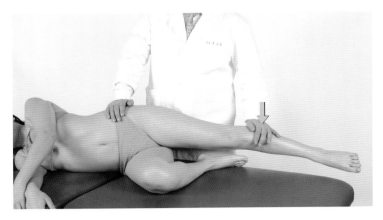

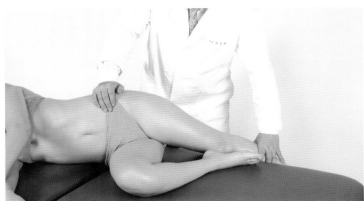

환자의 자세

환측이 위로 오게 옆으로 눕는다. 아래 다리는 자연스럽게 구부린다.

의사의 자세

한 손은 환자의 골반을 고정하고, 다른 손은 환자의 하퇴 측면에 댄다.

치료방법

· 의사는 제한장벽이 느껴질 때까지 하퇴를 하방으로 힘을 가한다.

· 제한장벽 직전에서 환자는 외전, 내회전하려 하고 의사는 이에 저항을 가한다.

· 등척성 수축을 10초간 한 후 이완하면서 제한장벽을 지나 새로운 제한장벽을 찾는다.

7

대둔근(Gluteus maximus)

대둔근 해부(Anatomy of gluteus maximus)

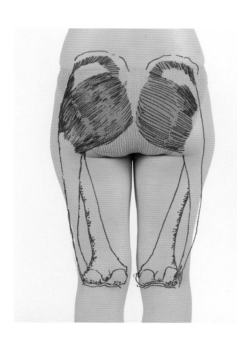

대둔근은 장요근과 길항관계로 기립자세를 유지해주는 강력한 고관절 신전근육이다. 보행시 없어서는 안될 근육으로 고관절의 굴곡 정도를 조절해주고, 고관절 굴곡 후 체중을 앞으로 이동시키는 역할을 담당한다.

기시 천골후면 (Posterior sacrum, superior gluteal line of ilium)
천골의 후외측면, 장골의 후면, 미골의 측면

종지 대퇴골의 둔근조면, 장경인대 (Gluteal tuberosity of femur and iliotibial tract)
대전자의 후외측면

신경 하둔신경(5번 요신경, 1, 2번 천신경)
(Inferior gluteal nerve ; L5, S1, 2)

검사방법

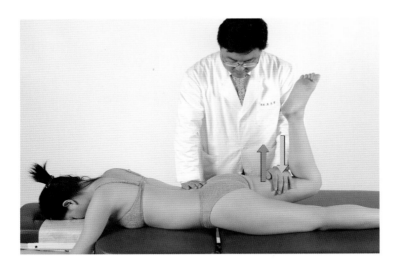

환자의 자세

엎드린 자세로 무릎을 굴곡시키고 고관절을 최대한 신전시킨다.

의사의 자세

한 손은 환자의 허리를 고정시키고, 다른 손은 환자의 허벅지 위에 댄다.

근육 테스트

환자는 고관절이 신전되도록 허벅지를 위로 들어올리고 의사는 이에 저항한다.

근육 약화시 보상작용

근 약화시 무릎(슬괵근)이 신전되고, 골반이 회전된다.

스트레칭 & 스프레이 & 신경근치료

환자의 자세

환측이 위로 오게 옆으로 눕는다.

의사의 자세

환자의 앞에 선다.

치료방법

1) 스트레칭

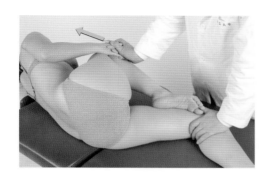

· 고관절과 슬관절을 굴곡시켜 무릎이 가슴부위에 닿게 한다.

2) 신경근치료(NMT)

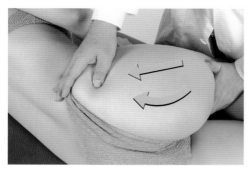

· 한 손은 고관절 굴곡을 보조하고, 다른 손으로 대전자에서 천골외측을 향해 평 편촉진하면서 이동하다가 압통점이 나 타나는 부위를 5초 압박한다.

· 대둔근은 천골외측, 좌골결절 바로 위, 미골의 측면에 압통점이 존재한다.

3) 스프레이 & 스트레칭

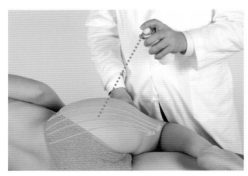 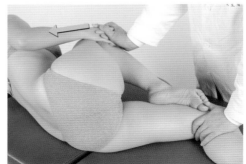

· NMT 시술 후 스프레이를 장골능에서 대퇴 후부까지 분사한다.
· 스프레이 분사 후 대퇴를 잡은 손을 최대한 가슴쪽으로 당겨 스트레칭시킨다.
· 이 동작을 3회 이상 반복 시행한다.

4) 자가스트레칭(Self-stretching)

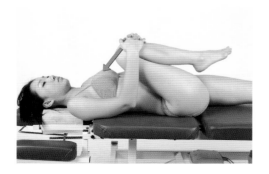

· 바로 누운 자세에서 환측 고관절과 무릎을 최대 굴곡시킨다
· 양손으로 다리를 감싸 가슴쪽으로 당겨준다.

STT(Soft Tissue Therapy)를 이용한 치료

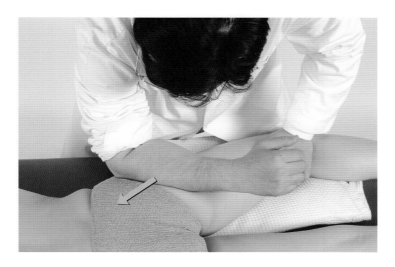

환자의 자세

환자는 치료대에 편안하게 엎드린다.

의사의 자세

의사는 환측의 반대편에 서서 한 손은 대퇴를 고정하고, 다른 쪽의 전완은 척측면을
천장관절 위에 올려놓는다.

치료방법

· 근육결에 직각이 되도록 문지르면서 천장관절에서 대전자 방향으로 문지르기를 한다.

· 대둔근은 강한 근육이므로 약간 압력을 가한다.

MET(Muscle Energy Technique)를 이용한 치료

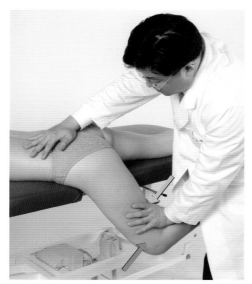 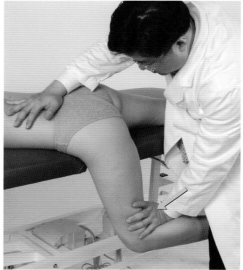

환자의 자세

환자는 치료대에 엎드리고 치료하고자 하는 환측 다리를 치료대 밖으로 떨어뜨린다.

의사의 자세

의사는 환자의 환측에 서서 한 손은 골반을 고정하고, 다른 손은 환자의 대퇴 후면을 잡는다.

치료방법

· 의사는 환자의 대퇴를 전면으로 힘을 가해 고관절을 굴곡시키며 제한장벽을 찾는다.

· 제한장벽 직전에서 고관절은 신전하려 하고, 의사는 반대 압을 가하여 대둔근을 7초간 등척성 수축 후 이완한다.

· 의사는 제한장벽을 지나 새로운 제한장벽을 찾기 위해 고관절을 굴곡시킨다.

8

슬괵근(Hamstrings)

슬괵근 해부(Anatomy of hamstrings)

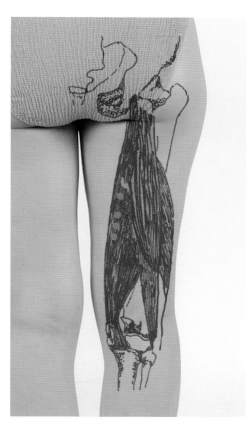

슬괵근은 외측에 대퇴이두근과 내측의 반건양근, 반막양근으로 구성으로 있으며, 고관절 신전과 슬관절 굴곡작용을 한다. 장시간 의자에 앉는 생활로 인해 쉽게 압박받는 근육이다. 슬괵근의 단축이나 이완은 대퇴부 뿐 아니라 요추부와 골반, 다리까지 영향을 주므로 임상적 의미가 크다.

기시	대퇴이두근 (Biceps Femoris) - 장두 : 좌골결절 (Ischial tuberosity)의 후면
	단두 : 대퇴골조선 (Linea aspera)의 외측
	반건양근/반막양근 (Semitendinosus/Semimembranosus) : 좌골결절의 후면
종지	대퇴이두근 : 비골두 (Head of fibula)
	반건양근 : 경골전상부 (Anterior proximal tibial shaft)
	반막양근 : 경골과의 후내측면 (Posterior medial tibial condyle)
신경	대퇴이두근 : 좌골신경 (Sciatic nerve)
	반건양근/반막양근 : 좌골신경 (Sciatic nerve)

검사방법

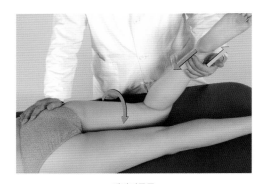

대퇴이두근

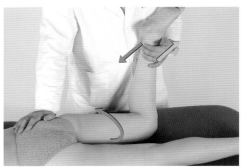

반건양근과 반막양근

환자의 자세

엎드린 상태에서 무릎을 60도 정도 구부린다.

대퇴이두근 : 고관절을 약간 외회전시킨다.

반건양근 / 반막양근 : 고관절을 약간 내회전시킨다.

의사의 자세

한 손은 환자의 골반을 고정시키고, 다른 손은 발목 위에 댄다.

근육 테스트

환자는 무릎을 굴곡시키고 의사는 이에 저항한다.

※ **주의사항** : 근육 테스트시 슬관절에 회전력없이 그대로 저항을 주고 슬관절이 90도 이상 굴곡되지 않게 한다.

스트레칭 & 스프레이 & 신경근치료

환자의 자세

치료대에 바로 눕는다.

의사의 자세

환자의 환측에 서서 한 손은 무릎 위를 고정하여 신전되지 않게 해주고, 다른 손은 환측 발목을 잡는다.

치료방법

1) 스트레칭

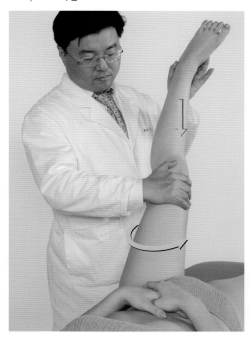
대퇴이두근

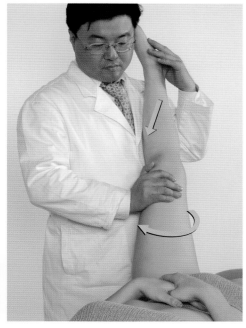
반건양근과 반막양근

· 내·외측 슬괵근을 구분해서 스트레칭한다.

· 내측의 반건양근과 반막양근은 고관절을 외회전시켜 스트레칭하고, 외측의 대퇴이두근은 고관절을 내회전시켜 고관절을 제한지점까지 굴곡하여 스트레칭시킨다.

2) 신경근치료(NMT)

[대퇴이두근]

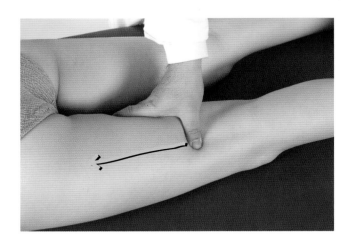

- 슬괵근의 외측은 대퇴근막장근이나 외측광근과 강하게 연결되어 있으므로 집게 촉진보다는 평편촉진을 주로 사용한다.
- 평편촉진하면서 아래에서 위로 올라가다 통증이 있는 부위를 5초간 압박한다.
- 증상이 호전될 때까지 반복한다.

[반건양근과 반막양근]

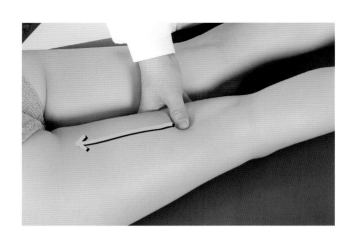

- 평편촉진하면서 대퇴 내측 아래에서 위로 올라가다 압통점 부위를 5초간 압박한다.
- 증상이 호전될 때까지 반복한다.

3) 스프레이 & 스트레칭

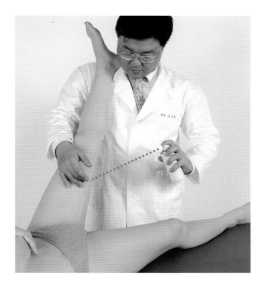

· 고관절을 굴곡시켜 슬괵근을 스트레칭
  시킨다음, 대퇴 후부에 스프레이를 분사
  한다.
· 내측의 반건양근과 반막양근을 스트레
  칭시키기 위해 고관절을 최대한 외회전,
  굴곡하며, 회측의 대퇴이두근을 스트레
  칭시키기 위해 고관절을 최대한 내회전,
  굴곡한다.

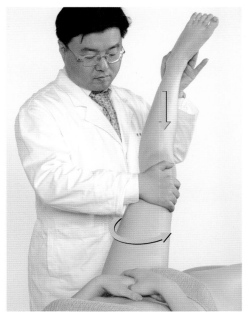

대퇴이두근

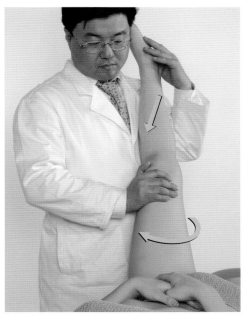

반건양근과 반막양근

4) 자가스트레칭(Self-stretching)

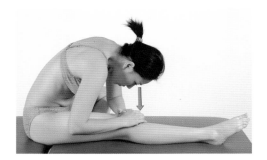

건측 다리는 양반다리를 하고 환측 다리는 쭉 뻗은 상태에서 무릎을 아래로 누르며 상체를 앞으로 숙인다.

STT(Soft Tissue Therapy)를 이용한 치료

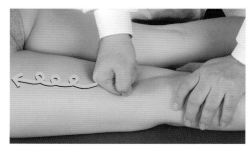 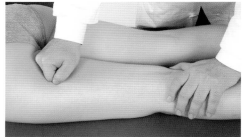

환자의 자세

치료대에 엎드려 눕는다.

의사의 자세

환측의 외측에 선다.

치료방법

근육의 주행방향을 따라 원을 그리며 대퇴 아래에서 위로 올라간다.

MET(Muscle Energy Technique)를 이용한 치료

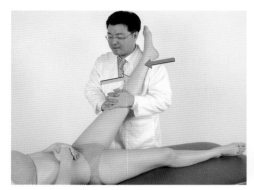 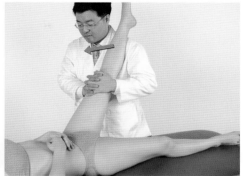

환자의 자세

치료대에 바로 눕는다.

의사의 자세

환자의 하퇴 외측에서 환자를 바라보고 선다.

치료방법

· 환자의 무릎을 신전시킨 상태에서 고관절을 굴곡하여 의사의 어깨 위에 올린다. 이
  때 무릎의 굴곡을 방지하기 위하여 무릎 전면을 의사의 양손으로 지지한다.

· 의사의 상체를 앞으로 숙여 환자의 고관절을 굴곡시키며 제한장벽을 찾는다.

· 제한장벽 직전에서 환자는 의사의 어깨를 누르며 고관절을 신전하려 하며 의사는
  이에 저항한다.

· 등척성 수축을 7초간 유지한 후 이완한다.

· 고관절 신전시 반막양근과 반건양근을 치료할 때 의사는 환자의 고관절을 약간 내회
  전시킨 상태로, 대퇴이두근을 치료할 때에는 약간 외회전시킨 상태에서 신전한다.

· 이완 후 제한장벽을 지나 고관절을 굴곡하며 새로운 제한장벽을 찾는다.

9

이상근(Piriformis)

이상근 해부(Anatomy of piriformis)

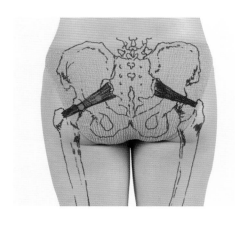

대둔근의 심부에 위치한 이상근은 대퇴를 외회전시키는 근육이다. 팔자 보행을 하거나 바닥에 양반다리 자세로 장시간 앉는 것은 이상근 단축을 초래한다. 근육의 단축은 둔부의 통증과 요통의 원인이 되기도하며, 좌골신경 바로 위를 지나기 때문에 좌골신경통을 일으킬 수 있다. 방사통은 천장관절부위, 둔부 전체, 고관절 뒷부분에 나타나며, 이따금씩 대퇴의 뒷부분까지 나타나기도 한다.

기시 천골전면(Anterior sacrum)
종지 대퇴골의 대전자 (Greater trochanter of femur)의 상내측면
신경 천골신경총의 가지 (Branches from sacral plexus)

검사방법

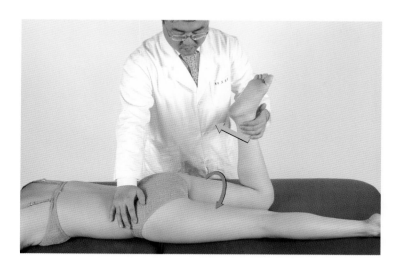

환자의 자세

엎드린 자세로 무릎을 90도 구부린다.

의사의 자세

한 손은 무릎을 고정시키고, 다른 손은 발목을 잡는다.

근육 테스트

의사는 다리를 당겨 환자의 고관절이 내회전되게 하고, 환자는 이에 저항한다.

근육 약화시 보상작용

근 약화시 반대쪽 고관절이 테이블에서 들린다.

스트레칭 & 스프레이 & 신경근치료

환자의 자세

환측이 위로 오게 눕는다.

의사의 자세

환자와 마주보고 선다.

치료방법

1) 스트레칭

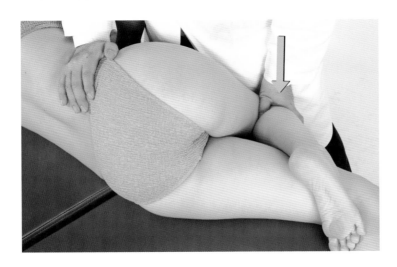

- 의사는 한 손은 골반을 고정하고, 다른 손은 고관절, 슬관절을 굴곡시켜 무릎 외측을 잡고 하방으로 힘을 가하여 이상근을 스트레칭시킨다.

2) 신경근치료(NMT)

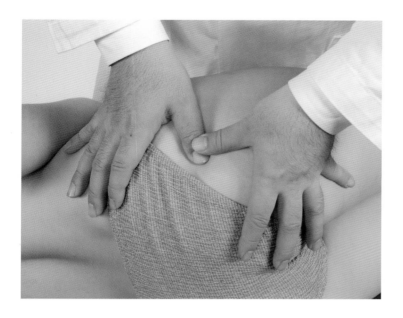

· 이상근의 주행방향을 따라 양 엄지손가락으로 평편촉진하여 압통점이 나타나는 부위를 5초간 압박한 후 2초간 이완한다.
· 통증이 경감될 때까지 반복한다.

3) 스프레이 & 스트레칭

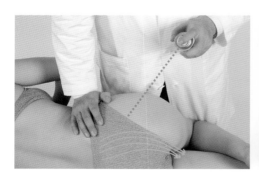
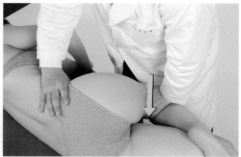

· NMT 시술 후 스프레이를 엉덩이 전체에 분사한다.

· 스프레이 분사 후 무릎을 하방으로 힘을 가하여 근육을 스트레칭한다. 이 동작을 3
  회 이상 반복한다.

4) 자가스트레칭(Self-stretching)

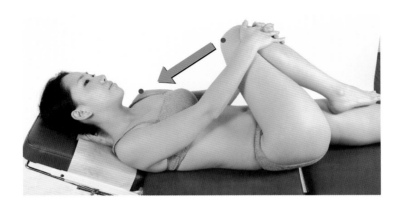

편하게 바로 누운 자세에서 환측 고관절, 슬관절을 굴곡시켜 건측의 대퇴부 원위부에
올려놓고 깍지낀 양손으로 건측 어깨 방향으로 당긴다.

STT(Soft Tissue Therapy)를 이용한 치료

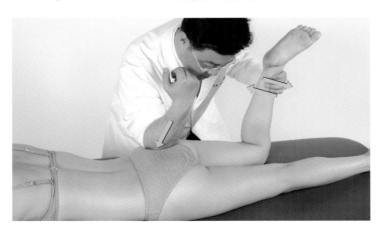

환자의 자세

환자는 치료대에 엎드려 누워 슬관절을 굴곡한다.

의사의 자세

의사는 환자의 환측에 선다.

치료방법

· 후상장골극과 대전자 사이를 연결하여 중간이 되는 지점인 이상근의 중심을 찾아
  의사의 주관절 또는 엄지손가락 끝으로 지긋이 압력을 가한다.

· 이때 다른 한 손으로 환측 발목을 가볍게 잡고 고관절의 내회전과 외회전을 리드미
  컬하게 일으키면서 이상근의 수축과 이완을 느껴 정확한 부위를 찾는다.

· 조금씩 압을 늘려주면서 고관절의 회전을 계속 일으키도록 발목을 좌우로 천천히
  움직여주며 근육의 이완을 촉지한다.

MET(Muscle Energy Technique)를 이용한 치료

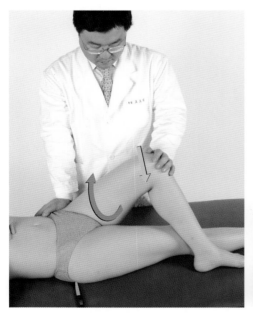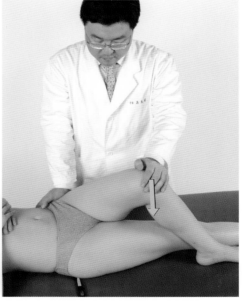

환자의 자세

바로 누운 자세에서 환측 고관절과 슬관절을 굴곡시킨 후 반대편 다리의 무릎 외측에 둔다.

의사의 자세

환측에 서서 한 손은 골반을 고정하고, 다른 손은 무릎 외측을 잡는다.

치료방법

· 의사는 무릎 외측에 힘을 가하여 대퇴를 내회전시키며 제한장벽을 찾는다.

· 제한장벽 직전에서 환자는 대퇴를 외회전하려 하고, 의사는 이에 저항을 가하여 7 초간 등척성 수축 후 이완한다.

· 이완 후 제한장벽을 지나 새로운 제한장벽을 찾기 위해 대퇴를 내회전시킨다.

장딴지, 발 근육

1

비골근(Peroneus)

비골근 해부(Anatomy of peroneus)

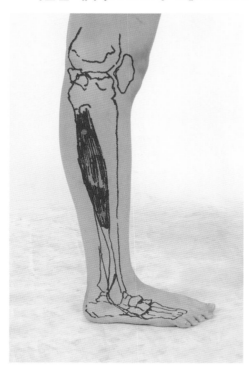

하퇴 외측에 위치한 비골근은 발의 외반과 저측굴곡을 일으키며 장비골근과 단비골근으로 구성되어 있다. 이 근육은 발목 안정에 중요한 역할을 하며, 발목 염좌시 가장 많이 손상을 받는 근육으로 발목의 외측과(복숭아 뼈), 위, 아래, 윗부분에 방사통이 나타나며, 때로는 발의 외측면을 따라 나타난다.

기시	장비골근 : 비골의 외측면 (Lateral shaft of fibula)
	단비골근 : 비골의 외측면 (Lateral shaft of fibula)
종지	장비골근 : 제1중족골저부, 제1설상골 저측면 (Base of 1st metatarsal and 1st cuneiform)
	단내골근 : 제5중족골저부 (Base of 5th metatarsal)
신경	장비골근 : 천비골신경 (Superficial peroneal nerve)
	단비골근 : 천비골신경 (Superficial peroneal nerve)

검사방법

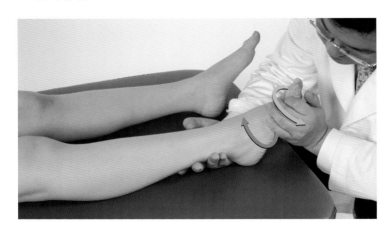

환자의 자세

옆으로 누워서 외반(eversion)과 내반의 중립자세를 취한다.

의사의 자세

한 손은 하퇴 후면을 고정하고, 다른 손은 발외측을 감싸쥔다.

근육 테스트

환자는 외반, 저측굴곡시키려고 하고 의사는 이에 저항한다.

근육 약화시 보상작용

근 약화시 발목이 배굴되고 발가락이 신전된다.

스트레칭 & 스프레이 & 신경근치료

환자의 자세

치료대에 바로 눕는다.

의사의 자세

환자의 발끝에 위치한다.

치료방법

1) 스트레칭

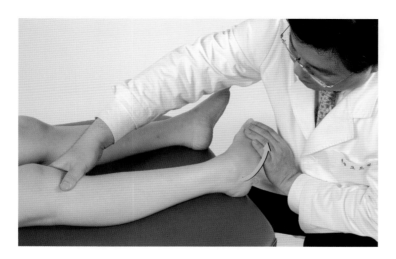

- 환자의 발 끝에 서서 한 손은 무릎 아래를 고정하고, 다른 손은 발바닥에서 외측으로 감싸준다.
- 발목을 내반과 배측굴곡하여 스트레칭시킨다.

2) 신경근치료(NMT)

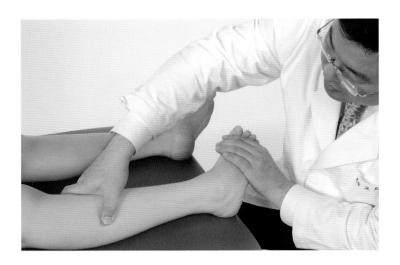

· 스트레칭된 자세에서 비골두 아래에서 발목의 외측까지 평편촉진하여 압통점이 나
  타나는 부위를 5초간 압박하고 2초간 이완한다.

3) 스프레이 & 스트레칭

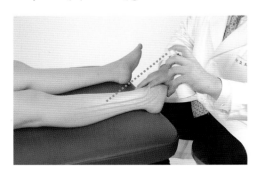 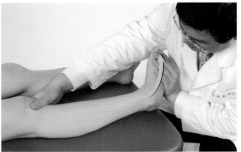

· NMT 후 스프레이를 비골두에서 외측과를 지나 발등 전체에 분사한다.
· 분사 후 내반과 배측굴곡하여 스트레칭하고, 이 동작을 3회 이상 반복 시행한다.

4) 자가스트레칭(Self-stretching)

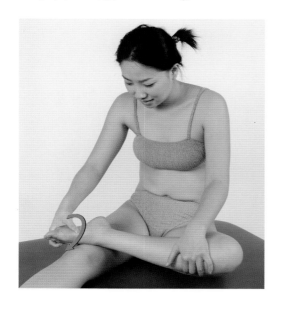

· 환측의 무릎을 굴곡시켜 건측 대퇴
부에 올려놓고, 건측 손으로 발의
외측연을 감싸쥔다.
· 한 손은 무릎에 올려놓고 다른 손
은 저측굴곡 및 바깥쪽으로 굴반시
킨다.
· 발목을 배측굴곡시킨 후 발바닥이
천장을 향하도록 하여 내반시킨다.

STT(Soft Tissue Therapy)를 이용한 치료

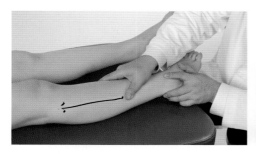 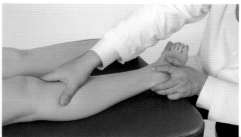

환자의 자세

환자는 치료대에 바로 눕는다.

의사의 자세

환자의 발아래 위치하여 한 손으로 발목을 잡아 고정한다.

치료방법

비골근의 주행방향을 따라 종지에서 기시까지 엄지손가락 전체를 이용해서 쓸어 올린다.

MET(Muscle Energy Technique)를 이용한 치료

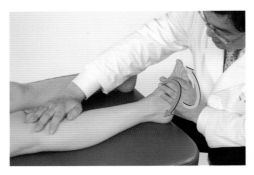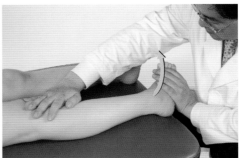

환자의 자세

환자는 바로 눕는다.

의사의 자세

발끝에 위치하여 한 손은 하퇴를 고정하고, 다른 손으로 발등을 감싸잡는다.

치료방법

· 의사는 환자의 발목을 내반, 배측굴곡시켜 제한장벽을 찾는다.

· 제한장벽 직전에서 환자는 외반과 저측굴곡시키며, 의사는 반대 힘을 가하여 비골 근을 7초간 등척성 수축 후 이완한다.

· 이완 후 의사는 제한장벽을 지나 새로운 제한장벽을 찾기 위해 발목을 내반, 배측굴 곡한다.

2

비복근(Gastrocnemius)

비복근 해부(Anatomy of gastrocnemius)

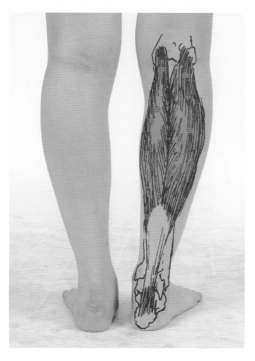

하퇴 후면에 있는 비복근은 대퇴하부에서 발목까지 연결된 근육으로 슬관절 굴곡을 보조하며, 무릎을 완전히 편 동작에선 발목을 저측굴곡시킨다. 이 근육은 가자미근과 함께 아킬레스건을 형성한다. 종아리에 쥐가 나는 대표적인 근육으로 여성이 하이힐을 신고 오랜 시간 서있을 경우 이완성 수축이 나타나며, 하퇴 내측을 따라 방사통이 나타난다.

기시	내측두 : 대퇴골 내측상과 (Medial epicondyle of femur)
	외측두 : 대퇴골 외측상과 (Lateral epicondyle of femur)
종지	종골건 (Calcaneus via tendo achillis)
신경	경골신경 (Tibial nerve)
	1, 2번 천골신경 (S1, 2)

검사방법

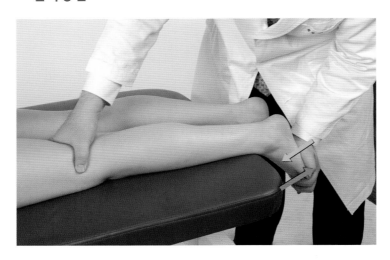

환자의 자세

엎드린 자세로 발목을 저측굴곡(plantarflexion) 시킨다.

의사의 자세

한 손은 환자의 무릎 후면을 고정시키고, 다른 손은 발바닥을 잡는다.

근육 테스트

의사는 발목이 굴곡되도록 발바닥을 밀고 환자는 이에 저항한다.

근육 약화시 보상작용

근 약화시 무릎이 과신전된다.

스트레칭 & 스프레이 & 신경근치료

환자의 자세

치료대 밖으로 발목이 나오게 하여 엎드린다.

의사의 자세

환자의 발끝에 선다.

치료방법

1) 스트레칭

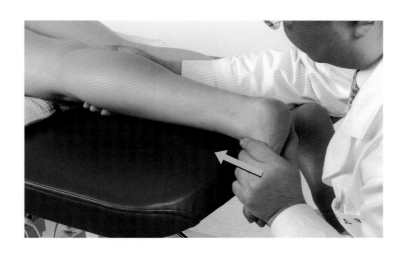

· 대퇴 아랫부분에 베개를 넣어 슬관절을 완전 스트레칭시킨다.

· 의사의 한 손은 하퇴의 전면을 지지하고 다른 손은 발을 잡고 배측굴곡시킨다.

2) 신경근치료(NMT)

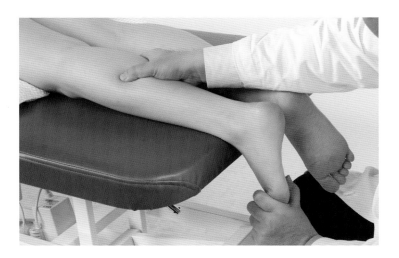

· 의사의 손으로 슬와부 외측에서 하방으로, 내측에서 하방으로 평편촉진하여 압통점이 나타나는 부위를 5초 압박 후 2초 이완한다.
· 통증이 줄어들 때까지 반복한다.

3) 스프레이 & 스트레칭

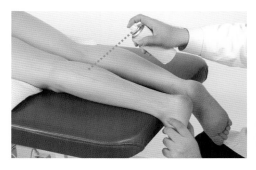 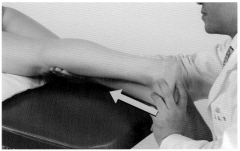

· NMT 시술 후 스프레이를 슬와부에서 발바닥까지 분사한다.
· 한 손으로 무릎 앞쪽을 지지하여 무릎의 신전을 유지하며, 다른 손으로 발목을 배측굴곡시킨다.

4) 자가스트레칭(Self-stretching)

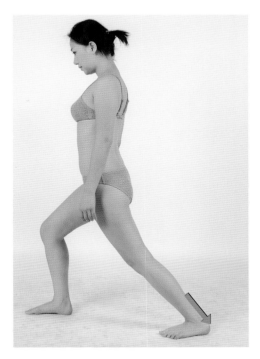

양 발을 어깨 넓이로 벌리고 서서 건측 다리는 한발 앞으로 내딛고, 무릎을 굽혀 체중을 앞쪽으로 이동시킨다. 이때 환측 다리는 무릎을 곧게 펴고 발바닥을 지면에 고정시켜 발목을 배측굴곡시킨다.

STT(Soft Tissue Therapy)를 이용한 치료

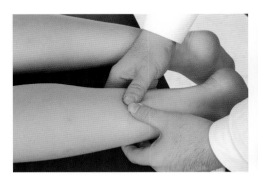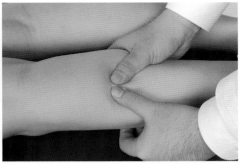

환자의 자세
치료대 밖으로 발목이 나오게 엎드린다.

의사의 자세

환자의 발아래 서서 양손의 엄지손가락을 아킬레스건 위에 둔다.

치료방법

발목에서 대퇴 내외측과까지 엄지손가락 전체를 이용하여 쓸어 올린다.

MET(Muscle Energy Technique)를 이용한 치료

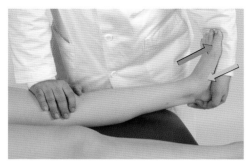
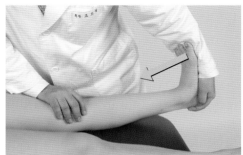

환자의 자세

치료대 밖으로 발목이 나오게 바로 눕는다.

의사의 자세

환자의 외측에 서서 한 손은 무릎을 고정하고, 다른 손은 발바닥 전체를 감싸며 잡는다.

치료방법

· 의사는 환자의 발목을 배측굴곡시키며 제한장벽을 찾는다.

· 제한장벽 직전에서 환자는 발목을 저측굴곡하려 하고 의사는 반대압력을 가하여 비복근을 7초간 등척성 수축 후 이완한다.

· 이완 후 의사는 제한장벽을 지나 새로운 제한장벽을 찾으며 발목을 배측굴곡시킨다.

3

가자미근(Soleus)

가자미근 해부(Anatomy of soleus)

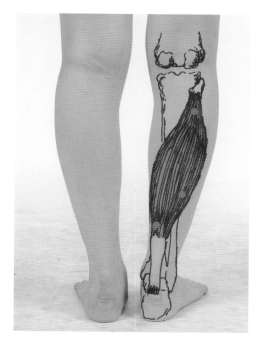

비복근의 심부 외측에 위치한 가자미근은 무릎의 동작에 상관없이 발목을 저측굴곡시키며, 보행시 발끝이 땅에서 떨어질 때(유각기)부터 발꿈치가 땅에 닿을 때(입각기)까지 가장 활성화되는 근육이다. 또한 하지 정맥 순환에 관계하기 때문에 이 근육의 손상은 하지 순환장애의 원인이 되기도 하며, 발꿈치에 방사통이 주로 나타나기도 한다.

기시	경골의 가자미선, 비골두후방 (Soleal line of tibia, posterior head and upper shaft of fibula)
종지	종골 (Calcaneus)
신경	경골신경 (Tibial nerve)

검사방법

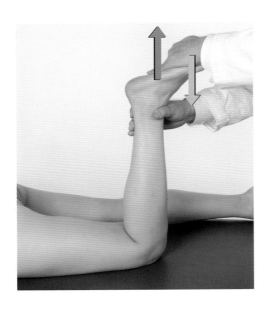

환자의 자세

엎드린 상태로 무릎을 직각으로 구부리고, 발목을 저측굴곡시킨다.

의사의 자세

한 손은 발목을 고정시키고, 다른 손은 발을 잡는다.

근육 테스트

의사는 환자의 발이 배굴되도록 힘을 가하고 환자는 이에 저항한다.

근육 약화시 보상작용

근 약화시 무릎이 과신전된다.

스트레칭 & 스프레이 & 신경근치료

환자의 자세

엎드려 누운 후 슬관절을 90도 굴곡한다.

의사의 자세

환자의 외측에 서서 한 손은 대퇴를, 다른 손은 발바닥을 잡는다.

치료방법

1) 스트레칭

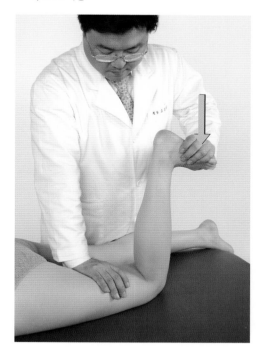

· 발뒤꿈치는 당기고 중족관절은 배측 굴곡시키는 방향으로 밀어서 스트레칭시킨다.

2) 신경근치료(NMT)

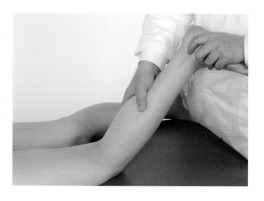

· 가자미근을 원위부에서부터 엄지손가락으로 평편촉진하며 근육의 주행을 따라 이동한다.
· 압통이 나타나는 부위를 5초간 압박하고 2초간 이완한다.
· 통증이 경감될 때까지 반복한다.

3) 스프레이 & 스트레칭

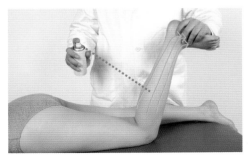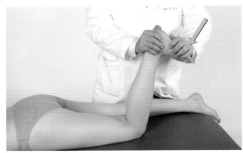

· NMT 시술 후 슬와부에서 발바닥까지 스프레이를 분사한다.
· 스프레이 분사 후 발바닥을 잡은 손으로 힘을 증가시켜 최대한 스트레칭시키고, 이
  동작을 3회 이상 반복한다.

4) 자가스트레칭(Self-stretching)

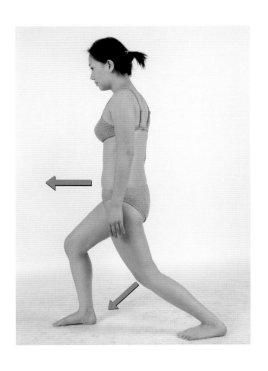

· 양 다리를 무릎 넓이로 벌리고 건측
  다리를 한발 앞으로 내딛고 환측 다리
  는 발바닥을 지면에 고정시킨 상태에
  서 무릎을 굽혀 발목을 배측굴곡시킨
  다.
· 체중을 건측 다리로 옮기며 환측의 무
  릎을 더 굽혀 발목의 배측굴곡을 증가
  시킨다.

STT(Soft Tissue Therapy)를 이용한 치료

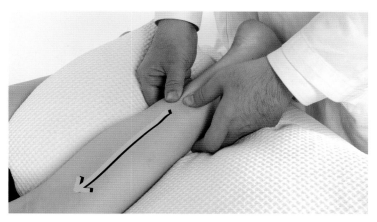

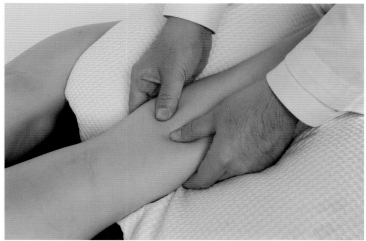

환자의 자세

엎드려 누운 자세를 하고 하퇴부에 베개를 받쳐주어 과도한 저측굴곡이 되지 않게 한다.

의사의 자세

환자 발아래 서서 발목에 의사의 손바닥을 올려놓는다.

치료방법

하퇴부 전면에 베개를 받혀주어 과도한 저측굴곡이 되지 않게 하고, 발목에서 슬와 아래 부분까지 근육 주행방향을 따라 쓸어 올린다.

MET(Muscle Energy Technique)를 이용한 치료

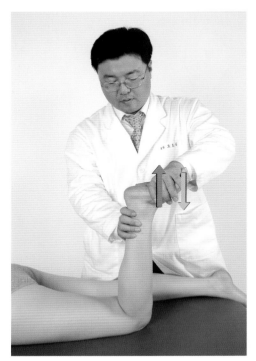 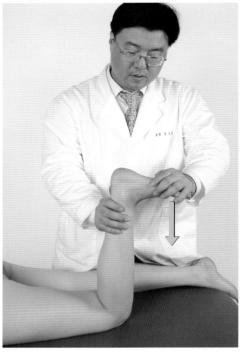

환자의 자세

엎드려 누운 자세에서 슬관절을 90도 굴곡한다.

의사의 자세

한 손은 발목을 잡고, 다른 손은 발바닥을 잡는다.

치료방법

· 발바닥에 힘을 가해 배측굴곡시켜 가자미근의 제한장벽을 찾는다.

· 제한장벽 직전에서 발목을 저측굴곡시켜 근육을 수축하려 하고 의사는 이에 반대
  힘을 가하여 등척성 수축을 7초간 유지하게 한 후 이완한다.

· 이완 후 의사는 제한장벽을 지나 새로운 제한장벽을 찾기 위해 발목을 저측굴곡시
  킨다.

4

전경골근(Tibialis anterior)

전경골근 해부(Anatomy of tibialis anterior)

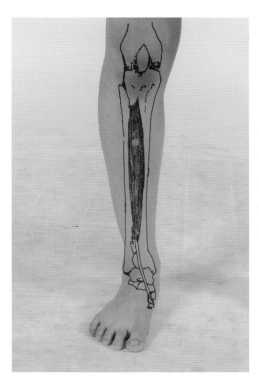

하퇴 전면외측에 위치한 전경골근은 발목의 내반과 배측굴곡을 담당하며, 종아리 근육과 함께 발목에서 체중조절 역활을 한다. 방사통은 근육을 따라 내려가며, 발목 내측과의 전면과 엄지발가락의 윗부분에 나타난다.

기시	경골의 외측골간 (Lateral shaft of tibia)
	골간막 (Interosseous membrane)
종지	제1중족골의 저부 (Base of 1st metatarsal)
	제1설상골 (First cuneiform)
신경	심비골신경 (Deep peroneal nerve)

검사방법

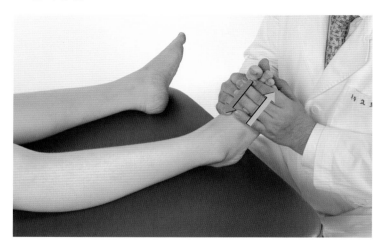

환자의 자세

바로 누운 상태에서 발을 내반(inversion), 배측굴곡(dorsiflexion) 시킨다.

의사의 자세

양 손으로 발등을 감싸잡는다.

근육 테스트

의사는 환자의 발목이 저측굴곡(plantarflexion), 외반(eversion)되도록 발을 잡아당기고 환자는 이에 저항한다.

근육 약화시 보상작용

근 약화시 발가락이 신전된다.

스트레칭 & 스프레이 & 신경근치료

환자의 자세

치료대에 바로 눕는다.

의사의 자세

환자와 마주보고 환자의 발끝에 선다.

치료방법

1) 스트레칭

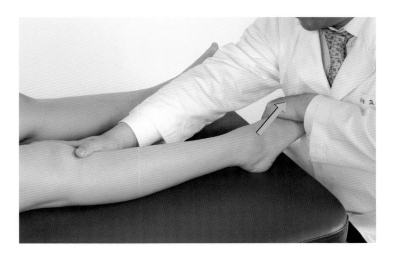

· 한 손은 무릎 아래를 고정하고, 다른 손은 발의 내측면을 감싸 발목을 저측굴곡, 외
  반시킨다.

2) 신경근치료(NMT)

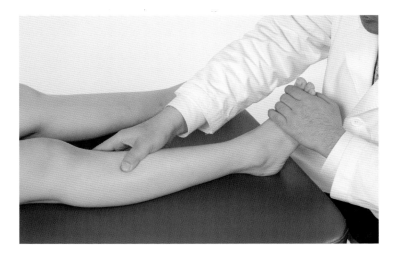

· 경골의 조면외측부터 전경골근의 주행방향을 따라 평편촉진한다.
· 압통점이 느껴지는 부위에서 5초간 압박 후 2초간 이완한다.
· 통증이 감소할 때까지 반복한다.

3) 스프레이 & 스트레칭

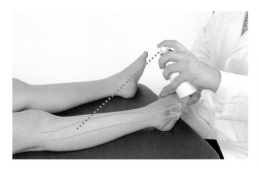 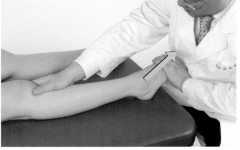

· NMT 시술 후 스프레이를 하퇴의 전외측부에서 발등까지 분사한다.
· 의사는 환자의 발목을 저측굴곡, 외반하여 스트레칭시키고, 이 동작을 3회 이상 반복한다.

4) 자가스트레칭(Self-stretching)

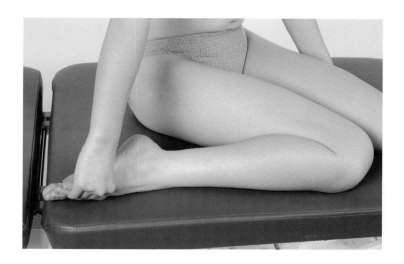

환측의 대퇴와 하퇴의 내측면이 바닥에 닿게 무릎을 구부린 후 발을 감싸쥐고 발바닥이 천장을 향하도록 돌린다.

STT(Soft Tissue Therapy)를 이용한 치료

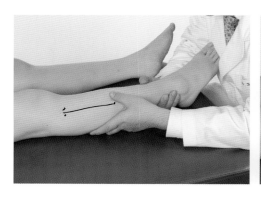
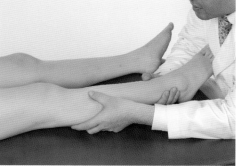

환자의 자세

환자는 치료대에 바로 눕는다.

의사의 자세

한 손으로 환자의 발목을 잡아 고정하고, 다른 손은 발목의 외측과 전면에 둔다.

치료방법

· 엄지손가락을 이용해 발목에서 경골조면 아래까지 쓸어 올린다.

· 손가락 끝 또는 중수지절관절을 이용할 수 있다.

MET(Muscle Energy Technique)를 이용한 치료

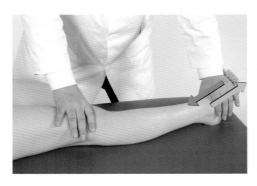 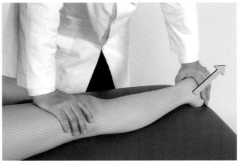

환자의 자세

치료대에 바로 눕는다.

의사의 자세

환자의 옆에 선다.

치료방법

· 의사는 한 손으로 무릎 위를 고정하고 다른 손으로 발을 잡고 발목을 저측굴곡, 외반하며 제한장벽을 찾는다.

· 제한장벽 직전에서 환자는 발목을 배측굴곡, 내반하여 근육을 수축하려 하고 의사는 이에 반대 힘을 가해 7초간 등척성 수축 후 이완한다.

· 이완 후 의사는 제한장벽을 지나 새로운 제한장벽을 찾기 위해 발목을 저측굴곡, 외반한다.